福井大学病院の得意な治療がわかる本

―― 最高・最新の医療を安心と信頼の下で

福井大学医学部附属病院 編著

バリューメディカル

発刊にあたって
「特定機能病院としての役割と地域医療への貢献をめざして」

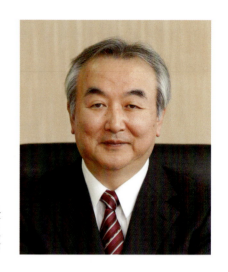

福井大学医学部附属病院長
腰地 孝昭
(こしじ たかあき)

　このたび、福井大学医学部附属病院では当院の得意な治療から最新治療までを網羅して解説した本を発刊することになりました。現代ではインターネットを中心にさまざまな医療情報が溢れていますが、病院によってその治療を行っているのか、得意としているのかなど相違があることも事実です。その点、本書は実際に当院で行っている治療を具体的に解説したものであり、患者さん、ご家族の皆様、あるいはご紹介をいただく医療機関の皆様が知りたい情報を、いつでも手にとってすぐに参考になるように工夫いたしました。さらに、病気や治療の解説だけでなく、薬剤部や看護部など多方面から最先端の設備や看護体制、入院や外来での総合的なサポートから医療安全にいたるまで丁寧に説明し、当院の特徴をよく知っていただき、安心してご利用いただけるような情報を集めました。皆様方にとって本書が当院の理解を深める一助になれば幸いです。

　さて、当院は1983（昭和58）年10月に開院した旧福井医科大学医学部附属病院に端を発し、2003（平成15）年10月に福井大学との統合により、現在の福井大学医学部附属病院となりました。福井市の中心部からは少し離れていますが、九頭竜川のほとり、永平寺町松岡地区の広々とした緑の敷地に医学部の施設と附属病院が建ち並んでいます。旧国立大学としては後発の大学病院ですが、それでも30年以上が経過して老朽化したため2014（平成26）年秋に念願の新病棟を開院いたしました。この際、入院病棟では臓器疾患別センター化を推進し、今では11のセンターできめ細やかな連携を行い、内科、外科の区別にとらわれず効率的な診療が行えるようにしています。さらに現在は、2018年夏頃を目途に、外来棟、中央診療棟の再整備を進めており、間もなくハード、ソフトとも最新の設備を整えた新しい大学病院に生まれ変わります。

　おかげさまで当院は、これまで福井県唯一の特定機能病院として先進医療の研究・開発に携わるとともに、地域医療の最後の砦として県民の皆様に親しまれてきました。昨今の少子高齢化と、人口減少による社会構造の変化から医療の構造改革ともいえる地域医療構想が策定され、新専門医制度の開始で卒後の医学教育が変遷を遂げるなど、大学病院を取り巻く環境は大きく変わりつつあります。しかし、私どもはこれまで同様、医師会や県の行政、連携病院などと全県一区の協力を惜しまず、さらに安心で信頼される病院をめざしてまいりますので、皆様のご理解とご支援のほどよろしくお願い申し上げます。

2017年7月

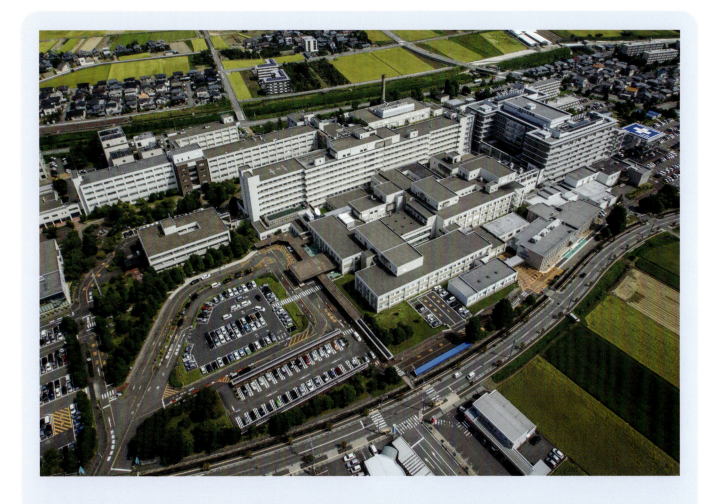

福井大学医学部附属病院の理念 | 最高・最新の医療を安心と信頼の下で

最高　本院は、すべての診療分野において地域医療の中核として、高度の医療を行い、それを全国的にも国際的にも最高のものとするよう努力しています。

最新　県内唯一の特定機能病院として患者の皆様のご理解の下で、日々、最先端医療の研究・開発・実践に努め、難治性の病気の克服に挑戦し続けています。

安心　病院の総合的レベルの国際規格であるISO9001を国立大学病院では2番目に認証取得し、また、初めて安全管理と感染対策を統括する医療環境制御センターを設置し、医療事故や院内感染の無い、安心して診療を受けていただける病院であることを心掛けています。

信頼　最高・最新・安心に加え、すべての医師・コメディカル・事務職員は、患者の皆様のお気持ちを十分にお聞きし、それを理解し、心の通い合う医療を行うことにより患者の皆様に信頼していただける病院であるよう努めています。

福井大学病院の得意な治療がわかる本
―― 最高・最新の医療を安心と信頼の下で

もくじ

発刊にあたって「特定機能病院としての役割と地域医療への貢献をめざして」
福井大学医学部附属病院長　腰地 孝昭 …………………………………………………………………………… 2

福井大学医学部附属病院の理念 …………………………………………………………………………………… 3

安心と信頼の病院をめざして　パート1　診療科

白血病のスペシャリストによる最高・最新の治療 ……………………………………………………………… 10
血液・腫瘍内科　山内 高弘　科長・教授

最適治療を選択――**悪性リンパ腫・多発性骨髄腫** ……………………………………………………………… 12
血液・腫瘍内科　山内 高弘　科長・教授

コラム がん治療に関する研究　**骨髄異形成症候群**の疾患解明を目指して …………………………… 13
血液・腫瘍内科　細野 奈穂子　助教　　山内 高弘　科長・教授

関節リウマチ治療のスペシャリストによる最高・最新の治療 ………………………………………………… 14
感染症・膠原病内科　田居 克規　副科長・助教　　岩﨑 博道　科長・教授

ダニや蚊が媒介する**感染症** ……………………………………………………………………………………… 16
感染症・膠原病内科　伊藤 和広　医員　　岩﨑 博道　科長・教授

認知症スペシャリストによる先端診療 ………………………………………………………………………… 18
神経内科　濱野 忠則　科長・准教授

格段に進歩した**パーキンソン病**の最新検査・治療 ……………………………………………………………… 20
神経内科　井川 正道　助教　　濱野 忠則　科長・准教授

手術でよくなる**パーキンソン病**――脳深部刺激療法DBSについて …………………………………………… 21
脳脊髄神経外科　有島 英孝　講師　　菊田 健一郎　科長・教授

２つの治療でパワーアップ！――**脳卒中**の救急医療 …………………………………………………………… 22
神経内科　山村 修　講師　　濱野 忠則　科長・准教授

下垂体腫瘍――体に負担の少ない鼻経由の脳外科内視鏡手術 ………………………………………………… 23
脳脊髄神経外科　北井 隆平　副科長・准教授　　菊田 健一郎　科長・教授

日本人に多い、**もやもや病**を専門的に診療 …………………………………………………………………… 24
脳脊髄神経外科　東野 芳史　助教　　菊田 健一郎　科長・教授

生活習慣病のスペシャリストによる最高・最新の治療――特殊な高血圧が見逃されています ……………… 26
内分泌・代謝内科　此下 忠志　科長・診療教授

脂質異常症――動脈硬化を起こさない！最新の治療を ………………………………………………………… 27
内分泌・代謝内科　鈴木 仁弥　副科長・講師　　此下 忠志　科長・診療教授

糖尿病の最新の診療 ……………………………………………………………………………………………… 28
内分泌・代謝内科　銭丸 康夫　特命助教　　此下 忠志　科長・診療教授

症状をゼロに――**気管支ぜんそく、肺の生活習慣病COPD** ………………………………………………… 30
呼吸器内科　森川 美羽　助教　　石塚 全　科長・教授

間質性肺炎の最新治療 …………………………………………………………………………………………… 32
呼吸器内科　梅田 幸寛　副科長・助教　　石塚 全　科長・教授

肺がんの分子標的薬治療と免疫療法 …………………………………………………………………… 33
呼吸器内科 石塚 全 科長・教授

肺がんをはじめとした胸の病気のカメラを使った体にやさしい手術 …………………………… 34
呼吸器外科 佐々木 正人 科長・診療教授　岡田 晃斉 助教　左近 佳代 助教

知って防げる心筋梗塞！なったときの治療は？ ……………………………………………………… 38
循環器内科 宇隨 弘泰 副科長・准教授　夛田 浩 科長・教授

致死性不整脈および難治性心不全に対するデバイス治療 ………………………………………… 39
循環器内科 天谷 直貴 助教　夛田 浩 科長・教授

内服薬では抑えきれない不整脈に対するカテーテル治療 ………………………………………… 40
循環器内科 絹野 健一 助教　夛田 浩 科長・教授

胸部大動脈瘤に対する最新の治療 …………………………………………………………………… 42
心臓血管外科 森岡 浩一 副科長・講師　腰地 孝昭 科長・教授

血管に対する新しい治療──下肢閉塞性動脈硬化症に対する血管内治療 …………………… 44
心臓血管外科 森岡 浩一 副科長・講師　山田 就久 講師　腰地 孝昭 科長・教授

QOLが高く元気に社会生活が営める心臓弁形成手術 ……………………………………………… 45
心臓血管外科 森岡 浩一 副科長・講師　腰地 孝昭 科長・教授

胃がんの治療ピロリ除菌による予防から進行胃がんまで ………………………………………… 46
消化器内科 松田 秀岳 助教　中本 安成 科長・教授　**消化器外科** 廣野 靖夫 副科長・講師　五井 孝憲 科長・教授

胆管・胆道・膵臓の主な病気と安心安全な最新治療 ……………………………………………… 48
消化器内科 大谷 昌弘 副科長・講師　中本 安成 科長・教授　**消化器外科** 村上 真 講師　五井 孝憲 科長・教授

最新・最高の大腸がん治療と小腸疾患への取り組み ……………………………………………… 50
消化器内科 平松 活志 准教授　中本 安成 科長・教授　**消化器外科** 森川 充洋 助教　五井 孝憲 科長・教授

肝炎・肝がんの最高・最新の治療 …………………………………………………………………… 52
消化器内科 根本 朋幸 講師　中本 安成 科長・教授　**消化器外科** 小練 研司 助教　五井 孝憲 科長・教授

乳がんの最新治療 ……………………………………………………………………………………… 54
乳腺・内分泌外科 前田 浩幸 科長・准教授

進化を続ける乳房再建術 ……………………………………………………………………………… 58
形成外科 中井 國博 科長・准教授

明日の健康寿命延伸のために今日の腎臓をいたわる専門診療科 ………………………………… 60
腎臓内科 糟野 健司 副科長・准教授　岩野 正之 科長・教授

手術支援ロボットで行う低侵襲手術 ………………………………………………………………… 62
泌尿器科 伊藤 秀明 副科長・准教授　横山 修 科長・教授

難治性過活動膀胱に対する新たな治療 ……………………………………………………………… 64
泌尿器科 松田 陽介 講師　横山 修 科長・教授

骨盤臓器脱と尿失禁の最新治療 ……………………………………………………………………… 65
泌尿器科 福島 正人 助教　横山 修 科長・教授

膠原病は早期発見・治療が重要！ …………………………………………………………………… 66
皮膚科 長谷川 稔 科長・教授

乾癬を起こす元凶をピンポイントで抑える新しい治療 …………………………………………… 67
皮膚科 徳力 篤 副科長・講師　長谷川 稔 科長・教授

最新の皮膚悪性腫瘍の診療 …………………………………………………………………………………… 68
皮膚科 飯野 志郎 助教　長谷川 稔 科長・教授

眼瞼下垂症のスペシャリストによる最高・最新の治療 ………………………………………………… 70
形成外科 峯岸 芳樹 副科長・助教　中井 國博 科長・准教授

創傷治療のスペシャリストによる最高・最新の治療 …………………………………………………… 71
形成外科 峯岸 芳樹 副科長・助教　中井 國博 科長・准教授

チーム医療で骨・軟部腫瘍の最先端治療を届ける ……………………………………………………… 72
整形外科 松峯 昭彦 科長・教授

股関節疾患の最新治療 …………………………………………………………………………………… 74
整形外科 小久保 安朗 副科長・准教授　松峯 昭彦 科長・教授

最新技術を用いた安心・安全な低侵襲脊椎脊髄手術 …………………………………………………… 75
整形外科 中嶋 秀明 講師　松峯 昭彦 科長・教授

白内障の手術で、視力回復、老眼も改善 ………………………………………………………………… 76
眼科 松村 健大 助教　稲谷 大 科長・教授

早期から重症の緑内障まで幅広く手術で対応 …………………………………………………………… 78
眼科 岩﨑 健太郎 医員　稲谷 大 科長・教授

頭頸部がんの治療──がんの手術と再建手術 …………………………………………………………… 80
耳鼻咽喉科・頭頸部外科 成田 憲彦 副科長・准教授　藤枝 重治 科長・教授

内視鏡による経外耳道的耳科手術　低侵襲で確実な病変の除去と聴力の改善を目指す ……………… 82
耳鼻咽喉科・頭頸部外科 岡本 昌之 講師　藤枝 重治 科長・教授

首に傷が残らない甲状腺手術 ……………………………………………………………………………… 83
耳鼻咽喉科・頭頸部外科 菅野 真史 助教　藤枝 重治 科長・教授

歯科インプラント治療の最新事情 ………………………………………………………………………… 84
歯科口腔外科 吉村 仁志 副科長・准教授　佐野 和生 科長・教授

顎関節症の診断と治療 …………………………………………………………………………………… 86
歯科口腔外科 松田 慎平 講師　佐野 和生 科長・教授

子どもに多い食物アレルギーの最新治療 ………………………………………………………………… 88
小児科 大嶋 勇成 科長・教授

先天性代謝異常症の診断の拠点施設 ……………………………………………………………………… 90
小児科 畑 郁江 副科長・准教授　大嶋 勇成 科長・教授

小児がんからみんなで子どもの笑顔を守る ……………………………………………………………… 91
小児科 鈴木 孝二 助教　大嶋 勇成 科長・教授

子宮頸がんのスペシャリストによる女性の気持ちに寄り添う最新治療 ……………………………… 92
産科婦人科 黒川 哲司 副科長・准教授　吉田 好雄 科長・教授

不妊症・不育症とハイリスク妊娠 ………………………………………………………………………… 94
産科婦人科 折坂 誠 講師　吉田 好雄 科長・教授

睡眠障害の診断の決め手となる検査──ポリソムノグラフィー ……………………………………… 96
神経科精神科 東間 正人 副科長・准教授　和田 有司 科長・教授

治療抵抗性統合失調症に対する非定型抗精神病薬クロザピンの使用 ………………………………… 98
神経科精神科 小俣 直人 講師　和田 有司 科長・教授

難治うつ病の治療法──無けいれん性通電療法（mECT） 99
神経科精神科　松村 由紀子 助教　和田 有司 科長・教授

全身管理のスペシャリストによる安心・安全な周術期管理 100
麻酔科蘇生科　伊佐田 哲朗 助教　重見 研司 科長・教授

ビリビリ、ジンジンした痛みに！**神経障害性疼痛**の特別な治療 102
麻酔科蘇生科　松木 悠佳 助教　重見 研司 科長・教授

放射線画像診断と**IVR**　画像を通じ臨床各科の診療を支える 104
放射線科　木村 浩彦 科長・教授

がんの最新**放射線治療** 106
放射線科　塩浦 宏樹 副科長・准教授　木村 浩彦 科長・教授

コラム 完治を目指した**消化器疾患**の研究 108
消化器外科学教室　五井 孝憲 教授　廣野 靖夫 講師　村上 真 講師　小練 研司 助教　森川 充洋 助教
藤本 大裕 助教　横井 繁周 助教　呉林 秀崇 助教　成瀬 貴之 医員　西野 拓磨 医員

安心と信頼の病院をめざして　パート2　各診療部・センター

最高最新の医療を支えるさまざまな**臨床検査** 110
検査部　杉本 英弘 技師長　飛田 征男 主任　濱田 敏彦 前技師長　木村 秀樹 部長・診療教授

最先端医療を提供する**高機能手術室** 112
手術部　佐藤 一史 副部長・准教授　吉田 好雄 部長・教授

1秒でも早い**急性心筋梗塞**の治療開始を目指して──クラウド型心電図伝送システム 114
救急部　木村 哲也 部長・診療教授

私はいったいどこで**相談**したらいいの？ 116
総合診療部　伊藤 有紀子 助教　林 寛之 部長・教授

障害を受けた脳を守る**脳低温療法** 118
集中治療部　藤林 哲男 診療教授　重見 研司 部長・教授

危険な**敗血症**を集中治療する 119
集中治療部　齊藤 律子 特命助教　重見 研司 部長・教授

テレパソロジー（遠隔病理診断）による病理ネットワーク 120
病理診断科／病理部　今村 好章 部長・診療教授

ライフスタイルに合わせ選択が可能な**腎不全**治療 122
腎センター・血液浄化療法部　糟野 健司 副センター長・副部長
血液浄化療法部　岩野 正之 部長・教授　腎センター　横山 修 センター長・教授

一人ひとりの大切な**赤ちゃん**にやさしい最新の医療を提供します 124
総合周産期母子医療センター（NICU、GCU）　奥野 貴士 助教　五十嵐 愛子 特命助教　徳力 周子 助教　大嶋 勇成 教授

前置癒着胎盤に対する安全な帝王切開術の開発（**子宮底部横切開法**） 126
総合周産期母子医療センター（MFICU）　西島 浩二 講師　吉田 好雄 センター長・教授

さまざまな症状を示す**自閉スペクトラム症**への最新治療 128
子どものこころ診療部　小坂 浩隆 副部長・教授　友田 明美 部長・教授

愛着障害の最新治療　こころの傷を癒やしにかえて……………………………………………………130
子どものこころ診療部　滝口 慎一郎 特命助教　友田 明美 部長・教授

経験豊富なスタッフによるAD/HDの最新治療……………………………………………………………131
子どものこころ診療部　水野 賀史 特命助教　友田 明美 部長・教授

安全・安心な薬物治療をサポート……………………………………………………………………………132
薬剤部　塚本 仁 副部長・講師　後藤 伸之 部長・教授

人にやさしい看護を目指して…………………………………………………………………………………134
看護部　江守 直美 看護部長

新しい薬の開発や最先端医療の研究を支援………………………………………………………………138
医学研究支援センター　渡邉 享平 講師　中本 安成 センター長・教授

医療事故のない病院を目指す医療安全管理部……………………………………………………………140
医療環境制御センター　医療安全管理部　秋野 裕信 部長・教授　岩野 正之 センター長・教授

地域医療連携部について……………………………………………………………………………………142
地域医療連携部　山内 高弘 部長・教授

患者さんの治療を助ける栄養管理…………………………………………………………………………144
栄養部　北山 富士子 副部長・管理栄養士長　片山 寛次 部長・教授

チームで栄養面から治療をサポート………………………………………………………………………145
栄養部　早瀬 美香 管理栄養士・栄養サポートチーム専従　片山 寛次 部長・教授

がん患者さんのQOL（生活の質）を重視した多職種によるチーム医療の推進…………………………146
がん診療推進センター　片山 寛次 センター長・教授

安全な医療・感染対策に欠かせない総合滅菌管理システムについて…………………………………148
滅菌管理部　佐藤 一史 部長・准教授

最新の統合型PET／MRI装置による生体分子イメージング……………………………………………150
高エネルギー医学研究センター　辻川 哲也 准教授　岡沢 秀彦 センター長・教授

臨床遺伝専門医による遺伝カウンセリング………………………………………………………………152
遺伝診療部　畑 郁江 部長・准教授

病院案内

診察の受付からお支払いまでの流れ…………………………………………………………………………153
臓器・疾患機能別病棟センター………………………………………………………………………………154
交通のご案内……………………………………………………………………………………………………155

索引……156

パート 1　安心と信頼の病院をめざして

診 療 科

白血病のスペシャリストによる最高・最新の治療

血液・腫瘍内科　山内 高弘（やまうち たかひろ）　科長・教授

白血病とは

白血病は血液細胞である白血球ががん化した血液がんです。急性骨髄性白血病、急性リンパ性白血病、慢性骨髄性白血病、慢性リンパ性白血病に4大別されます。白血病細胞（がん細胞）は骨髄で増え、循環血液中に入り全身に回ります。

白血病の治療

白血病は抗がん薬（化学療法）により治療がなされます。国内では当科も含めて白血病の専門家が集まり、共通の治療法を用いて治療成績を向上させる努力をしています。福井大学病院血液・腫瘍内科長は、再発・難治急性骨髄性白血病を主に務めています。また血液がん診療ガイドライン作成委員として白血病を担当しています。新治療の開発と標準治療の底上げにより、最高・最新の白血病治療を行う努力をしています（図）。

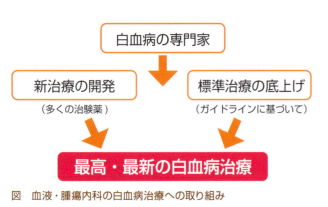

図　血液・腫瘍内科の白血病治療への取り組み

急性骨髄性白血病、急性リンパ性白血病

造血の場である骨髄で白血病細胞（がん細胞）が増殖し、正常の血液を造ることができなくなります。発症は急で、治療が行われない場合、命を落とす危険性がきわめて高くなります。発症時体内に1kgの白血病細胞（がん細胞）が存在します。抗がん薬によりまず細胞を100分の1～1000分の1に減じます（寛解導入療法）。これにより骨髄で白血病細胞が減少し正常な血液細胞を造ることができるようになります（完全寛解）。引き続き抗がん薬治療を繰り返して白血病細胞をさらに減らし再発しないようにします（地固め療法、通常3～5回）。

急性リンパ性白血病では、その後も外来で1～2年間弱い抗がん薬を続けます（維持療法）。特殊なタイプではビタミンA、ヒ素、分子標的薬を併用します。必要に応じて造血幹細胞移植が行われます。

ここが最高──白血病治療のスペシャリスト

私たちは抗がん薬研究を専門とする全国でもまれな内科です。血液内科専門医・指導医・評議員、がん薬物療法専門医・指導医・協議員を擁しています。抗がん薬治療（化学療法）のプロフェッショナルであり、白血病治療のスペシャリストとして、最高の白血病治療を目指しています。

治療の副作用

抗がん薬投与により正常血液（白血球、赤血球、血小板）が激減します。特に問題となるのが白血球減少による感染症の合併です。白血球が回復するまでは無菌室に入室いただきます。

パート1　安心と信頼の病院をめざして

ここが安全・安心
―― 新病棟に17床の無菌個室

2014年9月に福井大学附属病院新病棟が完成しました（写真）。血液・腫瘍内科は北7階病棟の無菌エリア内に17床の無菌個室を有しています。2床はクラス100で造血幹細胞移植を行うことができます。残りの15床はクラス1000でさまざまな化学療法に対応いたします。さらにクラス10000の準無菌室（4人部屋）を2室有しています。

（※クラスとは無菌室内のきれいさの尺度です）

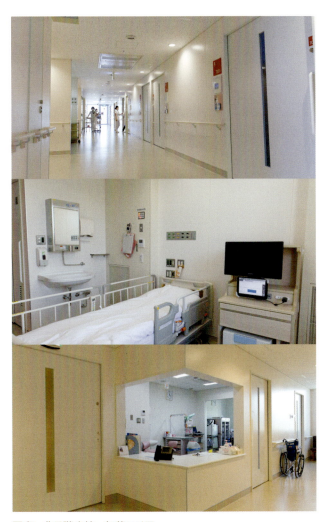

写真　北7階病棟　無菌エリア

慢性骨髄性白血病

慢性骨髄性白血病は、骨髄・末梢血で白血球を主体とする血液細胞が増加する血液がんで、数年の慢性期から、病勢が増す移行期を経て、最終的に急性白血病へと進展し、危険な状況に陥ります。2001年に分子標的薬イマチニブが登場し、その後もさまざまな薬剤が開発されました。病気の特性や患者さんの全身状態から、これらの分子標的薬を使い分けて治療することで、現在、慢性期にある患者さんのほとんどで病気が進行することはありません。

ここが最先端
―― 臨床試験を実施

慢性骨髄性白血病では分子標的薬で十分な効果が得られた場合、治療を止めることができるかを臨床試験として検討しています。ただし、あくまでも臨床試験であり、一般的には治療を続けることが大原則です。

骨髄異形成症候群

骨髄異形成症候群は、血液の元となる造血幹細胞の異常により、正常な血液を造ることができなくなる血液がんです。病気が進行すると急性白血病に進展します。リスクの高いタイプには、造血幹細胞移植や脱メチル化薬アザシチジン療法が行われます。当科ではアザシチジンの最適な投与法を検討しています。

ここが最新
―― 多様な治験を実施

現在、福井大学病院血液・腫瘍内科では数多くの治験を行っています（表）。治験とは、まだ薬として認可されていない「薬の候補」を用いる治療をいいます。保険で認められた薬剤で十分な効果が得られなかった患者さんにとっては、大きな福音であると考えます。

急性骨髄性白血病に対して
・FLT3阻害薬（3種類あります）
・BCL2阻害薬
・新規脱メチル化薬
・Syk阻害薬
・細胞回転阻害薬
骨髄異形成症候群に対して
・PLK阻害薬

表　福井大学病院で現在行っている治験

最適治療を選択
――悪性リンパ腫・多発性骨髄腫

血液・腫瘍内科　山内　高弘（やまうち たかひろ）　科長・教授

悪性リンパ腫・多発性骨髄腫とは

　悪性リンパ腫は血液細胞のリンパ球が、がん化して無制限に増殖する血液がんです。悪性リンパ腫は、リンパ組織であるリンパ節、脾臓、扁桃腺だけでなく、リンパ節以外の胃、腸、脳、精巣といった体のさまざまな場所に局部の腫れとして発症します。

　多発性骨髄腫も血液がんです。形質細胞が、がん化して無制限に増殖します。がん細胞は主として骨髄の中で増えますが、体のさまざまな場所に腫瘍を作ることもあります。

最適な治療を選択

　悪性リンパ腫では、放射線照射や化学療法（抗がん薬治療）が、主として用いられます。悪性リンパ腫には、さまざまな種類があるため、患者さんごとに最適の治療を選択します。

　多発性骨髄腫では近年発売されたボルテゾミブ、レナリドミドといった新しい薬を組み合わせた化学療法（抗がん薬治療）を行います。

　必要に応じて抗がん薬を大量に用いる自家造血幹細胞移植併用大量化学療法を行います。

ここが最高
――抗がん薬の専門家

　血液・腫瘍内科は化学療法（抗がん薬治療）のプロフェッショナル集団です。抗がん薬の専門家が患者さんごとに最適の抗がん薬治療を行います。国内では、当院も含め悪性リンパ腫・多発性骨髄腫の専門家が集まって共通の治療法を用いて治療成績を向上させる努力を

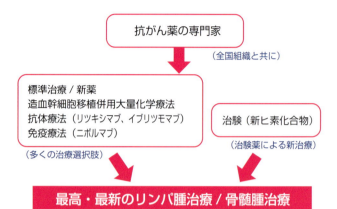

図　血液・腫瘍内科のリンパ腫・骨髄腫治療への取り組み

しています。さらに、自家造血幹細胞移植併用大量化学療法、イブリツモマブ チウキセタンという特殊なRI標識抗体療法、そしてがん治療最前線にある免疫チェックポイント阻害薬を安全に行うことができます（図）。

ここが安全・安心
――新病棟に17床の無菌個室

　2014年9月に福井大学附属病院新病棟が完成し、血液・腫瘍内科は17床の無菌個室を有しています。

ここが最新
――新薬治療や治験を実施

　治験とはまだ薬として認可されていない「薬の候補」を用いる治療をいいます。保険で認められた薬剤で十分な効果が得られなかった患者さんにとっては大きな福音です。現在、行われている治験として、新しいヒ素化合物をT細胞性リンパ腫に対して使用することができます（表）。

T細胞性リンパ腫に対して
・フォロデシン（終了）：2017年6月に発売
・新ヒ素化合物：現在進行中

表　福井大学病院で行っている治験

コラム

がん治療に関する研究
骨髄異形成症候群の疾患解明を目指して

血液・腫瘍内科　細野 奈穂子（ほそのなおこ）助教　　血液・腫瘍内科　山内 高弘（やまうちたかひろ）科長・教授

　骨髄異形成症候群（こつずいいけいせいしょうこうぐん）は、白血病に進行していく「前がん状態」の血液の病気で、60歳以上の高齢者に多く発症します。自覚症状はさまざまで、無治療で長い間元気に生活を送ることができる方、毎月輸血が必要な方、急激に進行し抗がん薬の治療が必要な方など、病気の進行具合もさまざまです。なぜ、同じ病気でありながら、一部の人だけが白血病に進行するのでしょうか？　この原因を解明し、白血病発症の予防・治療の開発を目指して研究を行っています。

　ヒトの体の血液は、骨の中の骨髄にある「造血幹細胞」によって作られます。ところが骨髄異形成症候群の方は、この造血幹細胞が、血液の作り方が分からなくなってしまっています。カレーを作りたくて料理の本を開いてみたものの、ページが破れていて必要な材料も手順も分からない、という状態です。作り方がよく分からないまま、血液を作ろうとした結果、不完全な血液細胞が出来上がり、時には「がん」の性格をもった白血病細胞を作り出してしまうのです。この破れた「血液の作り方」の説明書を修復することができれば、正しい血液が作れるようになるのではないかと考えています。

　そこで、血液の作り方説明書のどの部分が破れているかを突きとめるため、米国クリーブランドの研究所に研究員として出向し、京都大学と共同で次世代シーケンサーを用いて遺伝子解析を行いました。すると、多くの骨髄異形成症候群の患者さんの血液細胞には、7番目の染色体の共通した3か所に、遺伝情報が間違っている・なくなっている場所が見つかりました。この3か所の部分に、血液細胞を作る重要な鍵となる説明書（DNA配列）があると予測されました。世界中の研究者もこの3か所に注目し、精力的な研究が進められています。現在のところ、3か所のうち2か所の部分に、病気の原因となる遺伝子が突きとめられています（CUX1遺伝子、EZH2遺伝子）。その結果、EZH2遺伝子を標的とした治療薬の開発が進んでいます。

　このように、病気の原因となる遺伝子が判明すれば、そこを標的とした治療薬の開発が進みますので、現在、私たちは、残る1か所の部分に位置する、LUC7L2という遺伝子に絞り込み、病気との関連を精力的に追究しています。遺伝子操作により、わざとこのLUC7L2遺伝子の働きを抑えこみ、骨髄異形成症候群と同様な、血液を作るシステムの異常をきたすかどうか、検討している最中です。このLUC7L2遺伝子に関連する造血の異常を解明し、新しい治療薬の開発につなげることを目指しています。

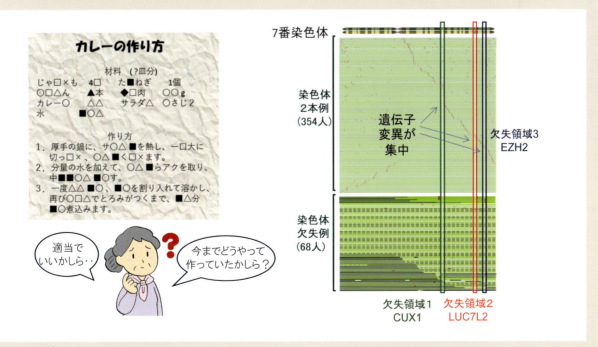

図　骨髄悪性腫瘍（しゅよう）における欠失・変異マッピング
骨髄異形成症候群の病気の細胞では、7番染色体の上に共通して遺伝情報の欠失・変異がよく見られる場所が3か所存在します。この中に、血液を作るための重要な情報をもった遺伝子があると考えられています。レシピの肝心な部分が読めないため料理が作れないのと同様、血液細胞を作る核心の部分のDNA配列が読み取れないため、異常な血液を作ってしまい、骨髄異形成症候群を発症します

関節リウマチ治療のスペシャリストによる最高・最新の治療

感染症・膠原病内科　田居 克規（たい かつのり）副科長・助教　　感染症・膠原病内科　岩﨑 博道（いわさき ひろみち）科長・教授

関節リウマチとは

　骨や関節、筋肉など、体を支え動かす運動器官が全身的な炎症を伴って侵される病気を総称して「リウマチ性疾患」といいます。このうち、関節に炎症が続いたのち、徐々に破壊され、やがて機能障害を起こす病気が「関節リウマチ」です。関節リウマチの特徴的な症状は「関節の腫れと痛み」です。最も起きやすいのが、手足の指や手首の関節です（図1）。また、関節リウマチの症状は「対称性」といって、左右両側の関節に現れることが多いのが特徴です。関節リウマチは、腫れを伴って、じっとしていても痛いのが大きな特徴で、その痛みはよく「かみつかれたような痛さ」ともいわれます。

　関節リウマチの発症のピークは30～40歳代で、性別では女性に多く、男性に比べ5～6倍の有病率です。しかし、60歳代からの発症も少なくなく、高齢発症関節リウマチでは男女の発症率に差はありません。関節リウマチの原因は、免疫機構に異常が生じることにより、自分の体の成分や組織を外敵と誤り、攻撃して排除しようとしてしまうことです。その結果、関節に炎症が起きるわけです。そして、関節が破壊されていきます。炎症が続くと、関節の中にある「滑膜（かつまく）」に血管や細胞が増えて、厚く腫れてしまいます。腫れあがった滑膜はやがて骨の軟骨部分や靱帯（じんたい）を破壊し、進行すれば骨まで破壊してしまうのです（図2）。

治療は薬物療法が中心

　関節リウマチというと、将来的には「寝たきり」というイメージが持たれた時代もありました。しかし最近では、よい薬が増え、薬の使い方も上手になり、関節リウマチは痛みをとるだけの治療から、健康な人に近い日常生活を送ることができるまでに進歩しました。関節リウマチの治療の基本は、病気の進行を抑えることと、痛みをとること、関節が壊れるのを防ぐことです。

　痛みというのは関節リウマチの場合、①炎症による痛み、②増殖した滑膜による痛み、③関節が破壊された痛み、の3種類があります。それぞれの痛みにあわせて、薬物療法、手術療法、リハビリテーション（リハビリ）を用いた治療が行われます。関節の異常な炎症、滑膜の増殖、および関節機能の低下を抑えるために、主に薬による治療（薬物療法）を行います。

●関節リウマチの薬物治療で使用する薬
＜単に炎症や痛みを抑えることが目的の薬＞
・非ステロイド性消炎鎮痛薬（NSAID）
・副腎皮質ステロイド
＜病気の進行を鎮静化させることが目的の薬＞
・抗リウマチ薬（DMARD）
・生物学的製剤
・JAK阻害剤

非ステロイド性消炎鎮痛薬（NSAID）や副腎皮質

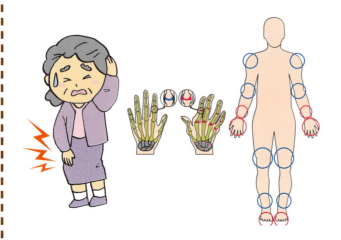

図1　関節リウマチの関節症状

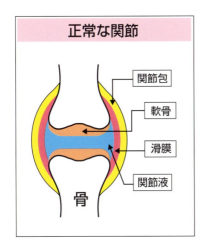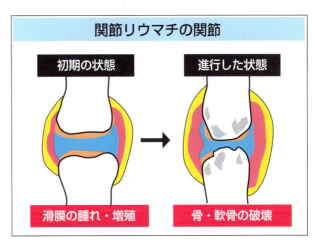

図2　関節リウマチの関節

ステロイドは痛みや炎症を抑えるには優れた薬ですが、関節機能の低下を抑えることができません。したがって、患者さんのQOL（生活の質）の改善のために用いられます。

抗リウマチ薬（DMARD）、生物学的製剤およびJAK阻害剤は、関節炎を鎮静化させて関節機能の低下を抑えることができるため、患者さんがこれまでと変わらない生活を送れるようにする（予後の改善）ために用いられます。しかし、これらの薬は効果が現れるまで時間がかかります。

●国内で使用されている生物学的製剤

関節リウマチ治療において、現在、国内では7種類の生物学的製剤が使われており、いずれも注射薬（皮下注射または点滴）です。皮下注射できる薬は、医療従事者からの十分な指導を受けることにより、自分で注射（自己注射）することも可能です。注射器もいろいろと工夫されており、ペン型の製剤や、針が見えないようなデザインになっているものなど、さまざまな種類のものがあります。

●生物学的製剤の働きかた

関節リウマチでは、TNFやIL-6などのサイトカインと呼ばれる物質が異常に産生されたり、T細胞などの免疫応答を司る細胞が異常に活性化してしまうことで、炎症や痛み・腫れが生じ、骨や軟骨などの関節が壊れると考えられています。生物学的製剤は、サイトカインやT細胞の働きを直接抑えることにより、その効果を発揮します。

ここが最高
──膠原病(こうげんびょう)治療の専門家

関節リウマチの治療は、生物学的製剤の出現により劇的に変わり、新時代を迎えたといわれています。当科では7種類すべての生物学的製剤を採用しており、患者さんの背景や病状にあわせて選択し、治療を行っています。また、生物学的製剤の自己注射を円滑に導入できるよう、在宅療養室と連携し、器械・器具の取り扱いや手順についての説明、物品調整を行い、療養がスムーズに継続できるように支援しています。

ここが安全・安心
──感染症治療の専門家

生物学的製剤はDMARDに比べ、非常に高い炎症抑制作用がありますが、免疫を抑える力も併せ持っているため、肺炎や結核などの感染症の発生に注意が必要です。さらに本薬剤は高価であるのも特徴です。生物学的製剤の治療を開始するにあたっては、その必要性、効果、安全性および費用に関して医師と十分に相談することが大切です。

当科は、膠原病診療の専門科であると同時に感染症も専門としています。生物学的製剤で免疫力が低下して感染症を発症されても、各種感染症の診療経験豊富なスタッフのもとで、適切な感染症治療も早期に行うことが可能です。

ダニや蚊が媒介する感染症

感染症・膠原病内科 伊藤 和広 医員　　感染症・膠原病内科 岩﨑 博道 科長・教授

ダニ媒介感染症とは

山中や草むらには多くのダニが生息しています。その中でもマダニ（写真1）といわれる種は世界中に800種以上知られており、国内には47種が存在

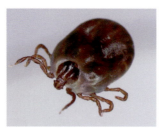

写真1　フタトゲチマダニ（国立感染症研究所HPより引用）

します。これらのダニは細菌、ウイルスおよびリケッチアなどの病原体を保有しており、ダニに咬まれることで感染します。これをダニ媒介感染症といいます。

最近話題になったのが、重症熱性血小板減少症候群（SFTS）という感染症を起こす新種のウイルスの発見です。ダニが媒介する感染症は世界中でみられますが、国内で発症するものでは圧倒的につつが虫病や日本紅斑熱が多く、最近SFTS症例も増加しつつあります。

重症熱性血小板減少症候群（SFTS）とは

国内では2013年に初めて患者が確認され、これまでの報告では229人にのぼり、西日本を中心に発生しています（図1）。感染すると6日～2週間の潜伏期間があり、発熱や胃腸の症状（食欲低下、吐き気、下痢、腹痛など）を起こします。重症になると死亡例もあり、これまでに50人以上の方がこの病気で亡くなっています。

治療法は現在、補液など症状に応じた治療しかなく、ウイルスに有効な薬剤やワクチンはまだありません。

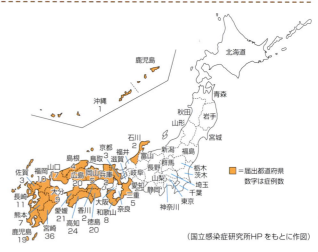

図1　SFTSの届け出があった地域（国立感染症研究所HPをもとに作図）

蚊媒介感染症とは

病原体を保有する蚊に刺されることで感染する感染症のことです。世界でも多く発生し、特に熱帯・亜熱帯地域に流行しています。

国内で発生、もしくは海外から持ち込まれる可能性の高い感染症として、ウエストナイル熱、ジカウイルス感染症（ジカ熱）、チクングニア熱、デング熱、日本脳炎、マラリアがあります（表）。

2015年5月以降、中南米を中心にジカ熱が注目

病気の名前	発生地域	潜伏期間	主な症状
ウエストナイル熱	アフリカ、ヨーロッパ、中東、中央アジア、西アジア、アメリカなど	2～6日	発熱、頭痛、背部痛、筋肉痛、筋力低下、食欲不振、発疹
ジカウイルス感染症	中南米・カリブ海地域、オセアニア太平洋諸島、アフリカの一部、タイ	2～12日（多くは2～7日）	軽度の発熱、頭痛、関節痛、筋肉痛、発疹、結膜炎、倦怠感
チクングニア熱	アフリカ、南アジア、東南アジア	3～12日（多くは3～7日）	急な発熱と関節痛、発疹
デング熱	東南アジア、南アジア、中南米、カリブ海諸国	2～15日（多くは3～7日）	発熱で始まり、頭痛、眼の痛み、筋肉痛、関節痛
日本脳炎	日本、中国、東南アジア、南アジア	6～16日	発熱、頭痛、吐き気、おう吐、めまい、意識障害
マラリア	東南アジア、アフリカ、中南米	7～40日	発熱、悪寒、倦怠感、頭痛、筋肉痛、関節痛

表　主な蚊媒介感染症（東京都感染症情報センターHPより一部改変）

されており、2016年にはブラジルでオリンピックが開催されましたが、その際に感染が広がるおそれがあるとマスコミなどでも話題になりました。

ジカ熱はなぜ怖い？

国内にも生息するヒトスジシマカ（写真2）という仲間の蚊に刺されてウイルスに感染します。ジカウイルスに感染しても実は8割の人には症状が出ません（不顕性感染といいます）。

では、なぜジカウイルス感染症が問題になるかというと、妊婦の方が感染すると生まれてくる子どもが小頭症（小さな頭で生まれたり、生まれた後に頭の成長が止まる病気）などの障害を持つ可能性があることが分かったためです（図2）。

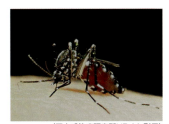
（国立感染症研究所HPより引用）
写真2　ヒトスジシマカ

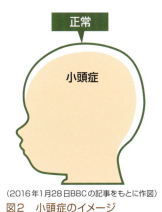
（2016年1月28日BBCの記事をもとに作図）
図2　小頭症のイメージ

ダニ・蚊媒介感染症の予防法

大事なのはダニに咬まれたり、蚊に刺されないことです。

マダニはシカやイノシシなどの野生動物が活動するところを中心に、民家の裏山や裏庭、畑、あぜ道などに生息しています。これらの場所では肌の露出の少ない服装をして（図3）、脱いだ上着や作業着を家の中に持ち込むときには注意して、帰ったらシャワーや入浴で体にダニがついていないか確認するとよいでしょう。また、もしダニに咬まれてしまったら、無理やり取らずに医療機関（皮膚科をお勧めします）を受診するようにしてください（ダニの一部が体の中に残ることがあります）。

蚊の場合も同様に蚊がいそうな場所では肌を露出しない、素足でサンダル履きを避けるなどの注意が必要です。

虫よけスプレーや蚊取り線香などの使用も有効です。ダニでは衣服に塗布する忌避剤（虫よけ剤）などもあります。

蚊の発生を減らすために家の中や周囲で、タイヤの溝、空き缶やペットボトル、植木鉢の受け皿など不要な水たまりを減らすことも大切です。

当院での「最新」の取り組み

私たちはダニ媒介感染症の研究班に所属し、それらの感染症の研究を行っています。

これまでにサイトカインという細胞から分泌される炎症や免疫に関係する物質を測定し、感染症の重症化の機序（仕組み）の研究では中心的機関となっています。また、抗生物質とサイトカインの関係を解明してきており、最適な治療への応用を追求しています。

もし、皆さんが海外から帰国されて発熱した場合や、なかなか下がらない熱が続いているときには、専門的な診断が必要になることがあります。お困りの際にはスペシャリストである当科にぜひお任せください。

野外では、腕・足・首など、肌の露出を少なくしましょう！

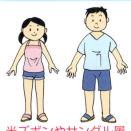

半ズボンやサンダル履きは不適当です！

ハイキングなどで山林に入る場合は、ズボンの裾に靴下を被せましょう

首にはタオルを巻くか、ハイネックのシャツを着用しましょう

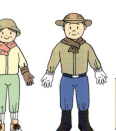

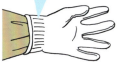
シャツの袖口は軍手や手袋の中にいれましょう

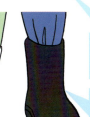
シャツの裾はズボンの中に入れましょう

農作業や草刈などではズボンの裾は長靴の中に入れましょう

図3　ダニから身を守る服装

（国立感染症研究所HPをもとに作図）

認知症スペシャリストによる先端診療

神経内科 濱野 忠則(はまの ただのり) 科長・准教授

認知症とは

超高齢社会を迎え、福井県の高齢化率は29.1%（2017年2月1日現在）にまで達しました（図1）。それに伴い認知症患者数は増加の一途をたどり、県内でも3万人を超えるものと予測されます。認知症とは、単に年のせいで忘れっぽくなっただけではなく、物忘れのために日常生活や社会生活に支障をきたす状態を指します。最新の診断基準(DSM-V)では、薬の管理ができなくなることも認知症の重要な症状の1つに加えられました。

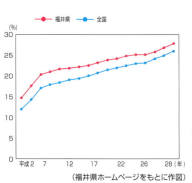

図1 福井県の高齢化率の推移（各年10月1日現在）

認知症の種類

一言で認知症といっても「アルツハイマー病」だけではなく、レビー小体型認知症、血管性認知症、そして前頭側頭葉型認知症など原因疾患は多岐にわたります（図2）。アルツハイマー病は初期から物忘れが主体となり、日付が分からない、今かかってきた電話の内容が思い出せない、置き忘れが多くなるなどの症状が現れます。レビー小体型認知症では、亡くなったご主人が現れる、トイレでお孫さんの顔だけ見えるなどのはっきりとした幻視がみられます。血管性認知症は脳梗塞、脳出血に伴う認知症で、感情失禁（怒りっぽい）、手足の麻痺、意欲低下などがみられます。前頭側頭葉型認知症では、意欲がなくなる、怒りっぽくなる、万引きなどの行動異常、言葉が出なくなる症状（失語症）がみられますが、初期には物忘れははっきりしません。運転中に一旦停止無視、信号無視などを起こし、大事故につながる場合もあります。

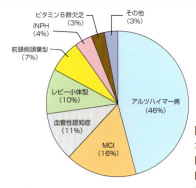

図2 もの忘れ外来患者さんの内訳（1237例中）
MCI: 軽度認知障害 B12: ビタミンB12欠乏症 iNPH: 正常圧水頭症

専門医による認知症の確実な診断——アミロイドPET検査も行います

当院は認知症学会教育指定病院に認定されており、神経内科、精神科、脳脊髄神経外科(のうせきずい)の協力のもと鑑別診断、治療を積極的に行っています。

まずは病歴を詳細に聴取します。できればご家族とともに受診いただき、家庭での状況もお聞きしています。怒りっぽくなった、物盗られ妄想、徘徊などの情報は本人から聴取することは困難です。その後、神経学的診察、専門職員による詳細な心理検査を行います。さらに、血液検査、脳MRI、SPECT検査を用い、神経内科専門医、認知症学会専門医がきちんと鑑別診断を行います。アミロイドPET検査を行うことも可能です（高エネルギー医学研究センターと協力、写真）。アミロイドPET検査を行うことのできる施設は国内でもまだ限られています。この検査により、ごく初期のアルツハイマー病の診断も可能となります。

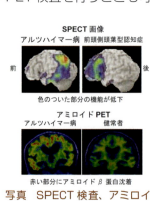

写真 SPECT検査、アミロイドPET検査

治療薬の種類・特徴と先端的治験

アルツハイマー病の場合、治療薬は、大きく分けて2種類に分類されます。まず海馬の神経伝達物質であるアセチルコリンを増やす薬です。ドネペジル、ガランタミン、そしてリバスチグミン（貼り薬）という薬剤があります。そのほか、グルタミン酸の神経伝達や神経細胞死を抑え、病気の進行を遅くするメマンチンという薬があります。レビー小体型認知症ではドネペジル、抑肝散（よくかんさん）という漢方薬が使われます。

アセチルコリンを増やす薬では、記憶が多少改善し、元気が出ることが多いです。また、メマンチンでは、進行を遅らせる効果、気持ちを落ち着ける効果を実感できます。抑肝散でも気持ちを落ち着ける効果がみられます。

そのほか早期アルツハイマー病に対する治験（アミロイドの産生を抑える薬）や、血液検査によるアルツハイマー病の早期診断に関する臨床研究も全国に先駆けて行っています。

認知症の生活指導、公的サービスの利用について

当科では、認知症看護認定看護師やメディカル・ソーシャル・ワーカー（MSW）による日常生活指導や、デイサービス、訪問看護などの公的サービスについてのきめ細かい指導を行います。初期の認知症、または認知症までいかない軽度の物忘れ（MCI：軽度認知障害）の場合は、生活指導が重要です。新聞を読む、日記をつける、運動をする（1日3000～5000歩の散歩）、そして五目ならべ、花札、オセロゲームなどのゲームをお勧めしています。ボランティア活動も進行予防効果があると思われます。徘徊、物盗られ妄想に対する対応法についても相談を受けています。

家族の介護負担が大きくなる若年性認知症については、福井県若年性認知症相談窓口と協力し、適切な対応を行っています。

【症例数または診療実績等】
認知症患者数 過去1年間（アルツハイマー病626例、レビー小体型認知症50例、前頭側頭葉型認知症37例）

【問い合わせ先】
もの忘れ外来は毎週月曜、あるいは第2、第4木曜午後
＊神経内科外来
TEL 0776-61-3111（内線3230）
＊教室ホームページ　http://naika2.labos.ac/

コラム

急性期医療を担う大学病院で【院内デイ】を行うことの意味

地域医療連携部 認知症看護認定看護師

髙森 巳早都（たかもり みさと）

高齢の患者さんが入院をすると認知症が進むという感覚を経験したことはありませんか？ 私たちはそのような患者さんに対して2014年6月から、専門的な治療と並行し院内デイというサービスを行っています。院内デイとは、入院患者さんの離床促進と楽しみを増やし、その人らしさを大切にかかわる場を提供する看護サービスです。

その期待される効果として、単調な入院生活においてレクリエーションなどを通して過ごすことで、認知機能低下の予防が挙げられます。

私たちの約3年間の実証としては「日中の横になっている（寝ている）状態や身体的な抑制時間が減り、生活の活性化が図れ、患者さんの笑顔を見る場所ができた」と考えています。

そして、2016年より院内デイを多職種でサポートするための高齢者サポートチームを立ち上げ、治療の早期回復・合併症予防の一助となるよう日々、質向上を目指しています。

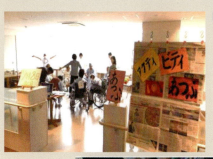

院内デイの様子

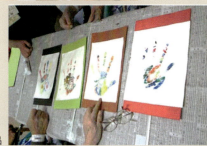

手を使った作品

格段に進歩した パーキンソン病の最新検査・治療

神経内科 **井川 正道** 助教　　神経内科 **濱野 忠則** 科長・准教授

パーキンソン病とは

　パーキンソン病は、手足のふるえや動きのぎこちなさが出る病気で、高齢の方100人中1〜2人がこの病気を患っているといわれるほど、患者さんの多い病気です。この10年ほどで、パーキンソン病の診断法や治療法は格段に進歩しています。ここでは、当院で行われている最新の検査・治療の一端を紹介します。

当院でできるパーキンソン病の最新検査

　パーキンソン病では、脳の中のドーパミンという神経伝達物質が減ることで、動きづらさやふるえ、歩きにくさが出ます。脳のMRIには異常がなく、これまではもっぱら患者さんの訴えや診察だけを頼りに診断していましたが、治療を始めるべきかの判断や、似たような症状を示す他の病気（いわゆるパーキンソン症候群）との見分けは難しいことがありました。最近になり、核医学検査と呼ばれる方法で画像診断ができるようになりました。

　当院では、MIBG心筋シンチグラフィーとDATスキャンという2つの検査を行っており（図）、早期の診断や治療に役立てています。また、県内唯一の取り組みとして、若くして発症した方や、家族の中に同じ病気の方がいるなど、遺伝について心配な患者さんに対し、遺伝診療部と共同で遺伝カウンセリングを行っています。

パーキンソン病治療の最前線

　パーキンソン病の治療では、レボドパやドーパミン受容体刺激薬といった、減っているドーパミンを補う、またはその代わりになる薬を使うことで、症状を良くすることができます。しかし、これらの薬は長期間に渡って使う必要があるため、数年すると十分な効果が得られなくなることがあります。特に日内変動といって、時間によって効きすぎる（余計な動きが出る＝ジスキネジア）、あるいは十分に効かない（動けない＝オフ）ことを繰り返すことがよくみられます。このような状態に対しては、1日1回の内服で効果が持続する薬や、レボドパの働きを助ける薬を使用するのが一般的です。それでも改善が思わしくない方には、当院では薬剤部と連携して、レボドパの血中濃度を測って最適な内服タイミングを計画する取り組みや、脳脊髄神経外科と共同で脳深部刺激療法（DBS）を行い、治療効果を高めています。

　高齢の方が増えるにつれ、パーキンソン病の患者さんは、ますます多くなると予想されますが、適切な検査・治療を受ければ、長い間良い状態で日常生活を過ごすことができます。動きの遅さやふるえなどでパーキンソン病かどうか悩まれている方、治療を受けているが症状の変動に悩まれている方は、ぜひ受診してください。

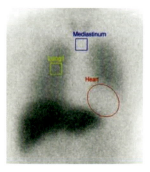 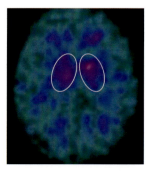

MIBG心筋シンチグラフィー　　DATスキャン

図　パーキンソン病患者さんの核医学検査
MIBG心筋シンチグラフィーでは心臓（赤丸）、DATスキャンでは脳線条体（白丸）への薬剤の取り込みが低下している

手術でよくなるパーキンソン病
――脳深部刺激療法 DBS について

脳脊髄神経外科 有島 英孝（ありしま ひでたか） 講師　　脳脊髄神経外科 菊田 健一郎（きくた けんいちろう） 科長・教授

DBS はどのような手術？

　手が震えて体が思うように動かなくなり、歩行障害などが出現するパーキンソン病では、脳内の神経細胞が変性し、神経伝達物質であるドーパミンが減少した結果、視床下核と淡蒼球内節という脳の深い部分が異常に興奮した状態になっています。

　パーキンソン病の外科治療である脳深部刺激療法は、DBS（deep brain stimulation）と呼ばれ、通常、全身麻酔または局所麻酔で行います。左右の前頭部の頭蓋骨に 1.5cm ほどの小さな穴を作成し、脳深部に細いひものような電極を留置します（写真1、2）。さらに胸の皮下に電池を埋め込みます。術後、持続的に電気刺激を行うことで興奮状態の神経活動を抑制し、パーキンソン病の症状が改善します。手術を受けても、術後の生活に大きな制限はなく手術の跡も目立ちません。通常の電気刺激であれば不快感もありません。

手術の危険は？

　手術には電極をターゲットに留置するため、定位脳装置やナビゲーションシステム、興奮した神経の微小活動電位を記録する装置などを使用して行います。脳外科手術の中では、DBS は技術的に難易度の高い手術ではありません。合併症として脳出血や感染の危険が数％ありますが、手術の手順を一つひとつ確認しながら慎重に行うことで安全な手術ができます。

手術を受ける前に知ってほしいこと

　DBS で大事なことは、手術適応のある患者さんの選択や術前後の抗パーキンソン病薬の調節です。これらは神経内科の先生方のきめ細かな診察、治療（投薬）が不可欠です。DBS は薬の効果を高め、薬の副作用であるジスキネジアなどを抑えることで患者さんの日常生活が劇的に改善しますが、術後も神経内科や脳外科での診察、投薬が必要です。また患者さん本人の手術や病気に対するご理解も非常に重要です。

　DBS ではパーキンソン病そのものは完治しませんが、低下していく日常生活を薬の治療が始まって調子の良かったころ（ハネムーン期）に戻すことができます。最近はパーキンソン病の症状が軽いうちに、外科治療を行うほうがいいと報告されています。パーキンソン病で悩んでいる方には、ぜひ知っていただきたい治療です。

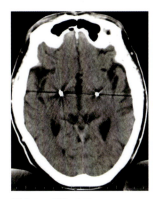 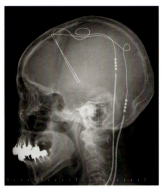

写真1　術後 CT　　写真2　術後 X 線

2つの治療でパワーアップ！
——脳卒中の救急医療

神経内科 山村 修（やまむら おさむ）講師　　　神経内科 濱野 忠則（はまの ただのり）科長・准教授

脳卒中の救急医療に力を入れています！

　福井県内では年間約800人が脳卒中で亡くなっており、県内の死亡者全体の約9.1％を占めています。また県内では毎年約1300人の方が脳卒中を発症し、1日約2000人が脳卒中治療を受けておられます。

　当院は、脳卒中の救急搬送を積極的に受け入れています。発症3日以内の急性期脳卒中患者さんの入院は、年間200人を超えました（2016年度）。病院を挙げて、脳卒中の診療強化を図っています。

新たな治療
——血栓溶解療法と血栓除去療法

　脳卒中全体の6割を占めるのが「脳梗塞」です。脳梗塞は、脳に栄養を送る動脈に血栓（血の塊）が詰まることにより発症します。ひとたび血栓が詰まると、脳細胞は数時間のうちに死んでしまいます。このため、治療の成否はいかに早く血栓を取り除くかにかかっています。詰まった血栓を素早く取り除く方法は2つあります。

①血栓溶解療法：血栓を強力に溶かす酵素（組織プラスミノゲン活性化因子：tPA）を静脈から注射します。

②血栓除去療法：太ももの付け根から挿入した太い管（カテーテル）を詰まっている血栓の近くまで進め、先端から螺旋状（らせんじょう）のワイヤーや金網を出して引っ掛けたり、ポンプで吸い出したりして取り除きます。

　当院は2つの治療を積極的に行っており、2016年度のtPA治療は33件、血栓除去療法は10件で、年々増加しています。

脳卒中の初期治療は時間が勝負！

　2つの治療法はともに大きな効果を持ちますが、tPA治療は発症から4時間30分以内、血栓除去療法は8時間以内でしか使えません。検査や説明などに約1時間を要しますので、できるだけ早く来院されることが望ましいです。

　当院は、脳神経外科専門医8人（うち脳神経血管内治療専門医2人）、神経内科専門医7人、脳卒中専門医5人と県下随一の専門医を揃え（2017年度）、経験豊富な救急部医師との連携のもと、より多くの脳卒中患者さんをより迅速に受け入れるよう、診療体制を強化しています。また病棟では、脳卒中認定看護師や神経系専門理学療法士が活躍し、一丸となって患者さんの後遺症の軽減に努めています。脳卒中は「突然の発症」が特徴で、その治療は時間が勝負です。脳卒中を疑う代表的な症状は①顔の麻痺、②腕の麻痺、③言葉の障害です。1つでもお気づきの際は、発症時間をご確認の上で、1分でも早く来院してください。

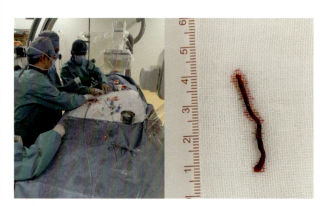

写真　血栓除去療法
左：血栓除去療法の実施風景、右：取り除かれた血栓

下垂体腫瘍——体に負担の少ない鼻経由の脳外科内視鏡手術

脳脊髄神経外科 **北井 隆平** 副科長・准教授　　脳脊髄神経外科 **菊田 健一郎** 科長・教授

下垂体とは

　脳の下の垂れる体（組織）という部分が下垂体です（写真）。小指の先ほど（1cm大）の組織ですが、毎日元気に活動するために必要なホルモンを作っています。ホルモンは内分泌といい、恒常性維持や生殖など生物として基本的な役割を果たしています。簡単にいうと、月経が28日周期（性腺刺激ホルモンのリズム）、背が伸びて大人になって止まること（成長ホルモン）、体温が36℃台で一定（甲状腺刺激ホルモン）など、自分の意志に関係なく、自然と体が調節している働きのことです。

下垂体腫瘍とは

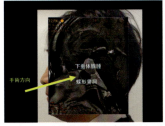

写真　下垂体腺腫の存在場所と手術のイメージ（合成）

　下垂体腺腫は、ウズラの卵大から鶏卵大で発見されることが多いです（写真）。ホルモンがたくさん出ると症状が体全体に及ぶので、見た目である程度予想がつきます。例えば、プロレスラーの故ジャイアント馬場さんは、成長ホルモンを多く出す下垂体腫瘍のため、2mを超す巨人症になりました。視力障害を生じたため手術を要し、プロ野球を辞めざるを得ませんでした。

　ホルモンの調節が狂うため、月経停止、不妊（産婦人科不妊、泌尿器科ED）、糖尿病（内科）、手のしびれ（整形外科）、噛み合わせが悪い（歯科口腔外科）、夜間無呼吸（耳鼻科）、身長異常（小児科）、視障害（眼科）などの症状が出るため、最初から脳神経外科を受診する人がほとんどいないという疾患です。

当院での治療と最新の取り組み

①頭を切らない手術、鼻経由、傷跡がない手術

　鼻の穴から手術をします。鼻の中に指を入れると4cmほど入ります。さらに1cmほど進むと骨の空洞（蝶形骨洞）があり、その先に下垂体があります。ボールペンと同じ太さの内視鏡で見ながら、ドリルを使って骨を削ると下垂体腫瘍に到達できます。

②手術中の機能と形態をモニター

　機能モニター：目の神経が近くにあるので、麻酔中に刺激の光を当て、脳波で視機能のモニターを専任の技師が行います。術前に視力障害のある方の90％以上が改善しています。刺激機器は福井大学で独自に開発したものです（特許取得）。

　形態モニター：手術室内にCTを設置し、術中に摘出範囲と合併症の有無を調べます。国内有数の稼働数です。

③手術数と術後管理

　1984年の病院開設以来、下垂体腺腫の手術（経蝶形骨洞的腫瘍摘出術）は300人以上になります。手術合併症も世界標準より低いです。鼻から経由する手術は、機器も特別なものが用意されていなくてはなりません。当院では最新の下垂体腫瘍機器の採用だけでなく、専用機器の開発も行っております。下垂体機能（ホルモン機能）は全身に及びますので、手術で終わりではなく生涯を通じた体調管理を要します。体調を崩したときに、直ちにホルモンの補充を開始しないと命にかかわることもよく知られています。

④各科との協力

　耳鼻科、眼科、内分泌内科など、下垂体手術は脳神経外科単独では管理できません。隙のないチーム医療を提供します。

日本人に多い、もやもや病を専門的に診療

脳脊髄神経外科 東野 芳史（ひがしの よしふみ）助教　　脳脊髄神経外科 菊田 健一郎（きくた けんいちろう）科長・教授

もやもや病とは

　もやもや病は、日本人をはじめとしたアジア人種に多く発生する病気です。1960年代に国内で発見され、世界に発表されました。英語でも"moyamoya disease"といいます。人口10万人当たり6〜10人程度と推定されています。脳に血液を送る血管（内頸動脈）が、頭の中に入った後で狭窄（細くなる）または閉塞（完全に詰まる）し、その代わりに周囲の毛細血管が拡張してきます。この毛細血管が画像検査で「もやもや」して写ることに由来しています（写真1）。子どもの頃から正常の血管が細くなり始め、徐々に「もやもや血管」が増えてきます。国内では厚生労働省の特定疾患に認定されており、医療費の公的助成があります。

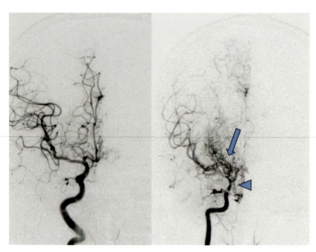

写真1　内頸動脈の高度狭窄：◀
　　　　もやもや血管が認められる：←

小児と大人で異なる、もやもや病の症状

　小児と大人で発症の形式が異なります。
　小児では、主に内頸動脈が細くなることによる脳の虚血（血流不足）症状で見つかります（虚血型もやもや病）。具体的には、ラーメンにふーふーと息をかけて冷ましたり、リコーダーやピアニカなどの楽器を吹いたりすることにより、過呼吸になったときに起こる脱力発作や言語障害です。また片頭痛に伴う麻痺や、学習障害で発見されることもあります。
　大人の場合、虚血に加え、「もやもや血管」が破れることによる、脳内出血・くも膜下出血で発症する割合が増えます（出血型もやもや病）。

もやもや病の診断

　MRIや脳血管撮影といった血管の形を評価する検査と、核医学検査（PETなど）といった脳血流を評価する検査を行い、手術の必要性を決めます。当院では、2016年に最新のGE社製PET／MRIが導入され（国内初、2017年現在4施設のみ）、これを用いて脳血流の評価を行っています。

もやもや病の治療

1．虚血型に対して
（a）内服薬
　血液を詰まりにくくする抗血小板薬がありますが、これだけでは完治せず、出血の副作用もあります。
（b）手術
　根本的に内頸動脈の狭窄または閉塞を改善させる

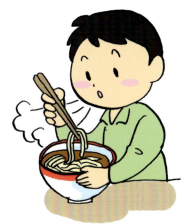
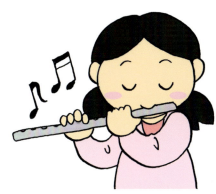

ことはできません。しかし脳梗塞の発症を予防することは可能です。手術は大きく2つに分けられます。
① 直接血行再建術：頭皮の血管を脳表の血管に直接吻合する（以下、バイパス術、写真2）。
② 間接血行再建術：頭皮の血管や筋肉など血行の豊富な組織を、脳表に癒着させる手術。じわじわと脳の表面に血液を送るようになる（写真3）。

小児では①と②を組み合わせて、成人では主に①を単独で行います。

2．出血型に対して

（a）緊急手術
　脳内出血で発症した場合は重症であることが多く、そのときは緊急で血腫を取り除きます。

（b）再出血予防のための手術
　これまではバイパス術は脳梗塞の予防にはなっても、脳内出血を予防できるかが不明でした。2014年に国内で発表された論文で、出血型もやもや病の患者さんにおいて、バイパス術が再出血を減らす効果があることが明らかになりました（1年間の再出血率が、経過観察では7.6％、バイパス術では2.7％に減少）。

　もやもや病はまれな病気ですが、最近は無症状でも脳ドックなどで発見される方が増えています。しかし、これまで福井県内にはもやもや病の専門病院はありませんでした。当科では2009年から専門的な診療を行っており、過去5年間で約30件のバイパス術を施行しています。

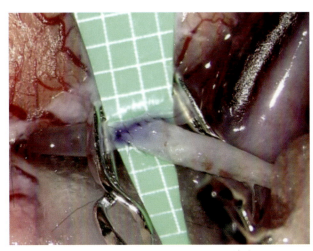

写真2　バイパス術、血管吻合後（1目盛＝1mm）

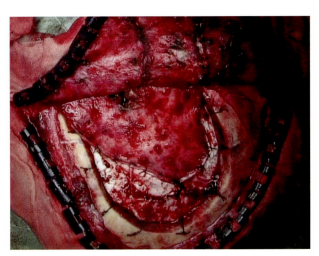

写真3　間接血行再建術
筋肉を脳表に癒着させる

生活習慣病のスペシャリストによる最高・最新の治療——特殊な高血圧が見逃されています

内分泌・代謝内科 此下 忠志（このした ただし） 科長・診療教授

高血圧の現状

　高血圧はよくある病気です。国内には約4300万人の患者さんがいるといわれています。脂質異常症2500万人、糖尿病2050万人と比べても多いです。主に中年以降の患者さんが多く、成人人口8000万人のうちでは、2人に1人が高血圧といっても過言ではありません。しかも、高血圧の人は、脳卒中（手足の麻痺など）、心臓病（突然死、寝たきりなど）、腎臓病（人工透析が必要など）が起こりやすく、健康寿命・生命寿命が短くなることがよく知られています。

　さてその高血圧ですが、9割方は普通の高血圧です。しかし1割強は、ほかに原因のある特殊な高血圧と考えられています。その中には、専門的に薬を選ぶべきものや手術で治る可能性のあるものがあります。特に手術で治る高血圧はほうっておけません。特殊な高血圧については「専門医（スペシャリスト）」でなければなかなか診断できません。

血圧ホルモン（レニン-アンジオテンシン-アルドステロン系）について

　その特殊な高血圧を見つけ出すために、高血圧学会では、血圧ホルモンに異常がないかチェックすることを推奨しています。血圧ホルモンの大事なものに、レニン-アンジオテンシン-アルドステロン系があります。本来生き物が、血圧や塩分を保持して生きて行くのに絶対に必要なホルモンなのですが、これらが乱れると高血圧が引き起こされるのです。実際、病院ではレニンとアルドステロンとが測定されます。これらの検査結果によって特殊な高血圧を診断する手掛かりになるのです。

特殊な高血圧

　通常の種類と量の薬では、うまく血圧の下がらないような高血圧の方は、ぜひ一度この血圧ホルモンを検査してみるといいでしょう。まずは血液（と尿）での測定を行うだけです。レニンもアルドステロンも異常高値の場合は、「腎動脈狭窄症（じんどうみゃくきょうさくしょう）」が疑われます。精密検査後にカテーテル処置で治る場合があります。レニンが異常低値、アルドステロンが異常高値の場合は、副腎腫瘍（ふくじんしゅよう）による「アルドステロン症」が疑われます。精密検査後に腹腔鏡手術で治る場合があります（図）。レニンもアルドステロンも異常低値の場合は、漢方薬の副作用による高血圧、すなわち「偽性アルドステロン症」の可能性があります。この場合は漢方薬をやめると治る場合があります。

　高血圧について気になることがある方は、ぜひ一度、私たち専門医（スペシャリスト）にご相談ください。

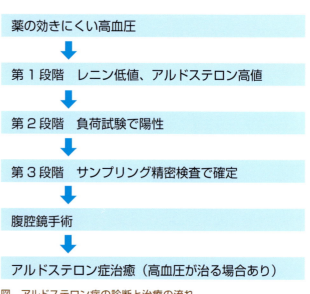

図　アルドステロン症の診断と治療の流れ

- 薬の効きにくい高血圧
- 第1段階　レニン低値、アルドステロン高値
- 第2段階　負荷試験で陽性
- 第3段階　サンプリング精密検査で確定
- 腹腔鏡手術
- アルドステロン症治癒（高血圧が治る場合あり）

脂質異常症
——動脈硬化を起こさない！ 最新の治療を

内分泌・代謝内科 鈴木 仁弥（すずき じんや） 副科長・講師　　内分泌・代謝内科 此下 忠志（このした ただし） 科長・診療教授

脂質異常症（高脂血症）について

　血液中の主な脂質成分はコレステロールと中性脂肪（トリグリセリド）です。これらの脂質は体中の細胞が生きていくために必要な成分ですが、脂質は血液には溶けないので、LDLやVLDLと呼ばれる粒子に含まれて血液中に溶けています。血液中の脂質の濃度は、だいたい一定していますが、濃度が高い状態が何年も続くと血管の内側に炎症が起きてLDLが溜まり、内腔（ないくう）が狭くなって、血液が流れにくくなります。そしてあるとき突然、血の塊ができて血管が詰まり、心筋梗塞（しんきんこうそく）や脳梗塞（のうこうそく）などの恐ろしい病気を発症します（図）。

　LDLに含まれるコレステロール、すなわちLDLコレステロールの値が高ければ高いほど動脈硬化が進み、逆に低ければ低いほど動脈硬化が起きにくいことが分かっています。このLDLコレステロールの正常値は140 mg/dL未満ですが、糖尿病や狭心症などの病気を持つ方は、より低い濃度にコントロールするように基準値が設定されています。

　血液中の中性脂肪の濃度も高いと動脈硬化を起こしやすくなります。特に、食後に血液中に出てくるレムナントという粒子には中性脂肪が多く含まれていて、食後に中性脂肪が高い方は動脈硬化が進みます。このレムナント粒子を低下させることも動脈硬化の予防にはとても重要です。

脂質異常症・動脈硬化の診断と治療

　生活習慣から発症する脂質異常症がほとんどですが、その中に体質や遺伝子によって脂質異常をきたす方がたくさん存在します。そのような方は動脈硬化を起こす可能性が高いのですが、適切に診断され、治療を受けている方はほんの一握りしかいません。当科では脂質異常症を専門的に診断し、患者さん一人ひとりに合った治療目標を設定して脂質の管理を行っています。

　また当科では、血管の具合を調べる検査を簡単なものから精密なものまで患者さんに応じて行い、動脈硬化の早期発見、早期治療に努めています。専門の知識を持った管理栄養士と理学療法士が食事療法と運動療法のアドバイスを行います。薬物治療が必要な方には、専門医がより安全で副作用の少ない薬を患者さん一人ひとりに合わせて処方します。最近ではLDLコレステロールを強力に下げると、一旦できてしまった動脈硬化が治ることが分かってきました。最新のコレステロール低下薬を使用して、積極的な動脈硬化治療を行うことが可能です。

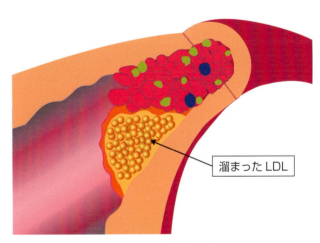

図　LDLが血管の壁に溜まって動脈硬化を起こす

糖尿病の最新の診療

内分泌・代謝内科 銭丸 康夫（ぜにまる やすお） 特命助教　　内分泌・代謝内科 此下 忠志（このした ただし） 科長・診療教授

糖尿病とは

　糖尿病とは血糖値の高い状態が長く続くために、主に血管が障害を受けることにより特徴的な合併症を引き起こす病気です。インスリンという膵臓（すいぞう）から分泌されるホルモンの作用が足りなくなるために血糖値が高くなります。

　糖尿病は、1型糖尿病、2型糖尿病、妊娠糖尿病、その他の分類されない糖尿病の大きく4つに分類されます。この4つの中でも2型糖尿病が約9割を占めるため、一般的に糖尿病というと2型糖尿病を指します。2型糖尿病は食べ過ぎ、肥満、運動をしないなどの生活習慣に加えて遺伝的な要素が絡み合って発症するといわれており、膵臓から分泌されるインスリンが不足、または分泌していても効きが悪い（インスリン抵抗性）ため高血糖になります。一方で小児期に発症しやすい糖尿病が1型糖尿病で、主に免疫の異常が原因で膵臓からのインスリン分泌が急激に減ってしまうために高血糖になります。

糖尿病の合併症

　糖尿病に特徴的な合併症としては、神経（神経症）、目（網膜症）、腎臓（腎症）に障害が起こり、段階を追って徐々に増悪し、それぞれ進行すると足切断、失明、腎不全からの透析療法に至ることがあります。また、動脈硬化も進みやすく、心筋梗塞（しんきんこうそく）や脳梗塞（のうこうそく）になりやすいといわれています。このため合併症が進行しないように、糖尿病治療を行っていくことが必要です。

糖尿病の検査——血糖コントロールを中心に

　糖尿病のコントロール状態を表す検査としてよく用いるのは、血液検査による血糖値とHbA1cという値です。血糖値はまさにそのときの状態を示しますが、HbA1cはここ1～2か月の状態を反映した値となるため、検査前の食事などによる影響はなく、長期間の血糖コントロールの状態を把握するのに有用です。

　また、インスリンを打って治療する方は家でも血糖値を測定できる簡易血糖測定器の利用が保険で認められており、コントロールの状態を把握できます。最近は持続血糖モニタリングという方法が可能となり、500円玉くらいの大きさのセンサーを体に取り付けることによって、5～15分ごとの血糖値の状態を詳細に把握することが可能です（図1）。この器械を使用すると、寝ている間の深夜の血糖値の状態や、食後の血糖値の状態など点で見ていた血糖値が線で見ることが可能となるため（図2）、血糖値が不安定な方などの状態把握にとても活躍します。当院でも積極的にこのモニタリングを入院患者さんに取り入れて活用しています。

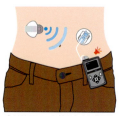

図1　パーソナルCGM機能を搭載したインスリンポンプ装着イメージ

（メドトロニック社をもとに作図）

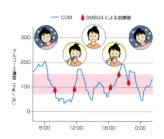

図2　持続グルコース測定（CGM）の1例

糖尿病の検査
——合併症の検査を中心に

　患者さんによって程度の差はありますが、糖尿病を長く患うことにより、少しずつ合併症が出現、そして増悪することがあります。また、合併症は初期にはあまり症状を認めないことが多いのです。このため定期的に状態を把握する必要があります。目（網膜症）の状態に関しては、眼科に受診して網膜の状態を評価します。腎臓（腎症）の状態に関しては、採血と検尿により簡単に評価が可能です。神経（神経症）の状態は、音叉や打腱器、心電図などによる検査で評価しています。

糖尿病の治療（2型糖尿病を中心に）

　治療の3本柱は食事、運動、薬物療法になります。
　まず食事療法に関しては、患者さんの体格や、活動量、合併症の状態を考慮して、適正なエネルギー摂取量を算出し、管理栄養士に具体的な食事療法の在り方を指導してもらいます。
　運動療法に関しては、一般的に有酸素運動とレジスタンス運動（筋力トレーニング）を組み合わせた形が望ましいとされていますが、血糖値の状態、合併症の状態などにより、運動療法が危険とみなされる患者さんもいますので、医師から運動療法の実際に関して指導を行います。
　薬物療法に関しては、現在インスリンなどの注射剤や、多くの種類の内服薬があり、使い分けなどが難しいとされますが、当院には、2017年現在で糖尿病専門医（日本糖尿病学会認定）が6人在籍しており、最新の情報を取り入れながら、薬を駆使して糖尿病の治療にあたっています。
　一方で1型糖尿病の治療の基本は、インスリン治療になります。インスリン分泌が枯渇しているため、食事をすると著しい高血糖となります。高血糖にならないように不足するインスリンを、長さ4mm程度の髪の毛くらいの細さの針（痛みはほとんどありません）のついた注射器を用いて自分でお腹に注射して補います。1日3〜4回インスリン注射をして、コントロールすることが多いのですが、インスリンを持続的に補うポンプ療法を選択することもあります。
　最近は、このポンプ療法に進化があり、前述の持続血糖モニタリングとポンプ療法を同時に行えるシステムが使用できるようなりました。海外からは、この治療法により低血糖の回数が減ったり、血糖コントロールが改善するとの報告がされています。1型糖尿病の患者さんの治療がより充実してきています。

糖尿病治療サポート

　糖尿病は、現代の医療においても根治が難しい病気であり、長期間にわたって血糖値をコントロールしていくことが重要です。このため、患者さんを中心に家族、医師、看護師、薬剤師、管理栄養士、検査技師、理学療法士などがその周りを囲んでサポートすることが理想的です。当院では、「チームガンバロッサ」という糖尿病治療サポートチームを作り、患者会などの企画運営を行っております（写真）。また、インスリン注射をされている方、合併症を抱えている方を中心として、療養生活の指導、支援、相談も診療の一環として行っています。

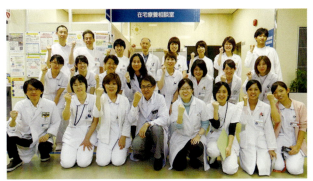

写真　糖尿病治療サポートチーム「チームガンバロッサ」

糖尿病の入院

　糖尿病は食事や運動、必要に応じて自分でインスリンを打つ治療などを行ったり、自己管理がとても重要となる病気です。また、糖尿病の療養生活はとても長くなります。理想的には、糖尿病と診断されたなら、短期間1〜2週間の入院を行い、糖尿病をしっかりと理解するための糖尿病教室に参加すると、より糖尿病の理解が深まり、自身の生活習慣なども見つめ直す良い機会にもなりお勧めです。この入院中に、検査を集中的に行い、糖尿病合併症の状態を評価することもできます。

症状をゼロに——気管支ぜんそく、肺の生活習慣病COPD

呼吸器内科 森川 美羽 助教 　　　呼吸器内科 石塚 全 科長・教授

気管支ぜんそく、COPDはどんな病気?

どちらも肺の中の空気の通り道、気道が炎症を起こしている病気です。息が切れたり、呼吸とともにヒューヒュー・ゼーゼーと音がしたり、咳や痰が増えるなどの症状が出ます。

気管支ぜんそくは炎症のために敏感になった気道が、アレルゲン（アレルギーを引き起こす物質）やほこり、ウイルスなどで刺激され、発作が起こります。発作が起こると気道は狭くなり、空気が通りにくくなるために息切れがしますし、さらに敏感になっているので咳や痰がひどくなります。

慢性閉塞性肺疾患（COPD）は別名たばこ病ともいわれ、たばこによる生活習慣病といえます。たばこに含まれる有害物質が、肺で酸素を取り込む大事な役割を担う肺胞を壊すことで起こる肺気腫や、気道に炎症を起こすために、呼吸の働きが損なわれ病気が起こります。国内では500万人以上の患者さんがいるといわれていますが、実際に治療を受けている人は5％程度にとどまることが問題となっています。たばこのための症状だと思っているうちに実はCOPDが進行していて、病状が悪化するまで診断されないことが多いのです。たばこを吸われる方は、COPDになっていないか疑う必要があります。

どんな治療?

気管支ぜんそく、COPDも治療の主体は吸入薬です。炎症を抑えたり、気管支を広げる成分の吸入薬を、毎日使います。最近では、いくつかの成分が1つになった吸入薬が増えており、使いやすくなっています。

気管支ぜんそくでは、発作のときだけでなく、症状のないときも毎日使い、発作を起こさないようにすることが大切です。吸入だけでは症状が治まらない場合には内服薬、また近年では、抗体治療といい、アレルギー反応の源流を治療する薬も使われます。当院では、2015年から気管支サーモプラスティ（図）という最新の治療も行えるようになりました。

COPDでも吸入治療を行いますが、最も大切な治療は禁煙です。禁煙をしなければ、肺の炎症は進んでいくため治療の効果が得られません。呼吸のリハビリテーションも大きな効果があります。

気管支サーモプラスティって?

気管支鏡という内視鏡を使った、全く新しいタイプのぜんそく治療で、北陸では当科が初めて導入しました。特殊なカテーテルを使って、気道が狭くなる原因となっている、平滑筋という気道を取りまく筋肉を温め、その作用で筋肉量を減らし、発作による症状を

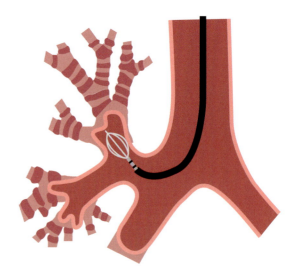

図　気管支サーモプラスティ
内視鏡を使って気管支の内側から壁を温め、発作を抑える

軽くします。これまでに治療を受けた患者さんからは「ぜんそくを忘れたようだ」「初めて夜ぐっすり眠れた」など、とても良い治療効果が得られた感想を伺っています。

治療は、通常の気管支鏡検査のように局所麻酔で行うこともできますが、ぜんそく患者さんでは検査の刺激で咳が出やすいことがあるため、当院では現在、全身麻酔で治療を行っています。眠っている間に安全かつ確実、丁寧に治療することができます。

症状ゼロを目指して

これらの治療により、気管支ぜんそくでは症状をなくし、健康な人と変わらない生活をすることが可能であり、COPDでは息切れの進行を食い止めることができます。まずは禁煙、そして私たち医療チームと二人三脚で丁寧に治療を進めていきましょう（写真）。

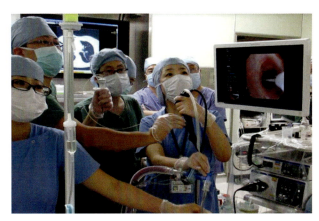

写真　治療風景
手術室で、複数の医師が安全に行っています

コラム

「自分らしく生活して自分らしい最期を迎える」ための療養生活における支援

慢性呼吸器疾患看護認定看護師　東 絵理（あずま　えり）

気管支ぜんそく、COPD、間質性肺炎などの慢性呼吸器疾患は、糖尿病や高血圧と同じで完治する病気ではありません。また、「息がつらい」という体験や不安とともに生活していかなければなりません。もし、慢性呼吸器疾患だと診断されたら、病気と向き合い、折り合いをつけながら生活していくことが必要となります。そのためには、自分の病気を理解し、日常生活を工夫しながら生活していくことが大切になってきます。

慢性呼吸器疾患患者さんは、内服や吸入、酸素療法など自己管理をしながらの生活となります。病気と向き合い、折り合いをつけながら生活していくためには、病気を理解することが必要です。例えば「間質性肺炎」と、よく耳にする「肺炎」は違う病気で、治療方法や日常生活の注意点なども異なります。自分の病名は何で、どんな症状があるのか、どんな治療方法があるかを理解して療養生活を送ることが大切です。療養生活のキーワードは「病気を自己管理しながら、自分らしく生活する」です。

自分らしく生活する完成形が「自分らしい最期を迎える」です。自分らしい幕引きができるように、元気なときから延命治療やお葬式についての希望を書く「エンディングノート」を準備する人が増えています。健康であっても病気があっても、人には必ず最期が訪れます。どこでどんな最期を迎えたいか考え、家族と話し合うことが大切です。

当院では、療養生活のキーワードを目標として、医師、看護師、理学療法士が中心となり、息がつらくなりにくい日常生活動作の練習や、自己管理の方法を患者さんと一緒に考えて療養生活のお手伝いをしています。また、自分らしい最期を迎えるための意思決定支援についても積極的に取り組んでいます。

間質性肺炎の最新治療

呼吸器内科 梅田 幸寛（うめだ ゆきひろ）副科長・助教　　呼吸器内科 石塚 全（いしづか たもつ）科長・教授

間質性肺炎とは

　肺はスポンジのように空気を入れる肺胞という細かい部屋が無数にあります。肺の中に空気を大きく取り込んで吐き出すために、肺は非常に柔らかく伸縮します。間質性肺炎では肺胞の壁（間質）に慢性的に炎症を起こし、線維が沈着し厚く硬くなり、本来、柔らかく大きく膨らむ肺がガチガチになり膨らみにくくなる病気です。50歳以上の方に多く、主な症状は空咳（からせき）や運動したときの息切れです。

　間質性肺炎は一般的に慢性・進行性です。その中で最も頻度（ひんど）の多い特発性肺線維症（とくはつせいはいせんいしょう）という病気は呼吸不全の進行のため、診断後からの平均余命が3～5年程度とされており、国の指定難病となる疾患です（写真）。

　間質性肺炎の大きな問題は、風邪（かぜ）などをきっかけに急激に病状が悪化し、治療を行っても呼吸不全が進行し非常に致死率の高い病態になることです。このような病態を「急性増悪」と呼び、その頻度は年間5～10％程度とされます。急性増悪は間質性肺炎による死亡の大きな要因となっており、発症抑制ができる治療法が望まれています。

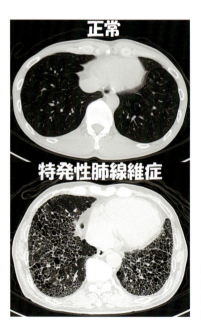

写真　正常（上）と比べ、特発性肺線維症（下）のCTでは肺に無数の穴が開き壊れている

間質性肺炎の最新の治療
——抗線維化薬

　間質性肺炎の中で頻度の高い特発性肺線維症は、これまで有効な治療法が乏しく不治の病とされていました。しかし、期待される治療薬として2008年にピルフェニドン、2015年にはニンテダニブという抗線維化薬（こうせんいかやく）が認可されました。これらの薬剤を服用することで肺が硬くなることを防ぎ、経年的な肺活量の減少を抑制する効果が報告されています。さらに、最近の報告ではピルフェニドンは生存期間を延長することが証明されました。また、ニンテダニブには、急性増悪と呼ばれる病態の発症抑制効果が示唆される報告もあり期待されています。これらの治療薬は病気を元に戻すことはできませんので、病気が軽いうちに発見し内服を開始した方が有効でしょう。

　抗線維化薬はそれぞれ特徴的な副作用があり、ピルフェニドンは光線過敏症という日焼けしやすくなる副作用、ニンテダニブは下痢の副作用が多くみられます。また、共通の副作用として薬剤性肝障害、食欲不振などが出現します。

　これら2つの抗線維化薬は非常に高額で（薬価：ピルフェニドン18万7839円／月、ニンテダニブ39万4464円／月）、長期間治療を継続する必要性があり、患者さんの経済的な負担が問題となります。このため、診断のための精密検査を十分に行い、国の難病患者の認定を受け医療費助成を受ける手続きを同時に進めていくとよいでしょう。

　このように、間質性肺炎の診断や治療適応の判断、治療薬の副作用管理など、この疾患の診療には専門的な知識を必要とします。ぜひ、間質性肺炎を専門とする医師の在籍する福井大学病院での診療をお勧めします。

肺がんの分子標的薬治療と免疫療法

呼吸器内科　石塚 全（いしづか たもつ）　科長・教授

2種類ある肺がん

　進行した肺がんでは薬による治療が行われます。肺がんは小細胞肺がんと非小細胞肺がんの2種類に分けられてきました。非小細胞肺がんは肺がん全体の80％以上を占め、治療が難しいがんでした。

分子標的薬治療とは

　非小細胞肺がんは扁平上皮がんと非扁平上皮がん（その多くは腺がん）の2つに分けられます。非扁平上皮がんの治療には分子標的薬と呼ばれる薬が使われるようになってきました。非扁平上皮がんでは、がんを引き起こす遺伝子異常がみつかることがあります。

　遺伝子異常の代表格がEGFR遺伝子の異常です。タバコを吸わない女性の肺がんに多くみられます。EGFR遺伝子の異常がみられる場合には、EGFRチロシンキナーゼ阻害薬という飲み薬が治療に用いられます。すでに3種類の薬が使用されてきており、非常によく効くのですが、1年くらい経つと、薬が効きにくくなってくる場合が多いのが現状です。薬が効きにくくなった場合、EGFR遺伝子をもう一度調べると新たな異常がみつかることがあり、この場合には新しい4種類目の薬が効くことが分かってきています。

　ALKという遺伝子に異常がある肺がんには、ALK阻害薬という飲み薬が使用されます。現在までに3種類の薬が販売されており、進行した肺がんであっても長期間生きられるようになってきました。そのほか、ROS1、RET、BRAFという遺伝子異常が肺がんにみつかることがあり、現時点では保険適用の薬はありませんが、ROS1遺伝子異常が認められる肺がんには、すでに肺がんの治療薬として販売されている薬の1つが有効なことが分かっています。

免疫療法とは

　最近、進行した非小細胞肺がんの患者さんに免疫療法が非常に有効であることが分かってきました。人間には本来、異物である肺がん細胞を攻撃する免疫力が備わっています。肺がん細胞がPD-L1という物質を持っていて、がん細胞を攻撃するリンパ球が持っているPD-1という物質と反応してしまうと、リンパ球が肺がん細胞を攻撃できなくなってしまいます。このPD-L1とPD-1の反応を抑える働きを持つ薬（注射薬で免疫チェックポイント阻害薬と呼ばれます）が肺がんの治療に使えるようになりました。

　肺がんを診断するためには、肺がんの組織（細胞を含む塊）を採取することが大切です。特に採取した肺がん細胞にPD-L1という物質が多く観察されるときには、従来の抗がん剤を使った治療よりも免疫療法の方が効くことが分かってきました。また、従来の抗がん剤を使った後、効かなくなった場合にこの免疫療法を行うことが多くなってきました。

専門医・認定医が最適な治療を選択

　進行した肺がんや手術後に再発してしまった肺がんの治療は急速に進歩しています。患者さんの肺がん細胞の遺伝子や肺がん細胞の特徴を検査して、個々の患者さんに最適な薬による治療を行うことが大切です。当科は気管支鏡という肺の中へ入れるカメラを駆使して、肺がんの組織を採取し、確実な診断を行う検査を得意としており、多数の気管支鏡専門医がいます。また呼吸器専門医、がん治療認定医が最適な治療を提供します。

肺がんをはじめとした胸の病気の カメラを使った体にやさしい手術

呼吸器外科 **佐々木 正人** 科長・診療教授　　呼吸器外科 **岡田 晃斉** 助教

呼吸器外科 **左近 佳代** 助教

呼吸器外科が扱う病気

　当科は、主に肺や胸壁の病気を手術で治す診療科です。その多くは肺がんに対する手術ですが、それ以外にも、悪性や良性の縦隔腫瘍（心臓の周りにできる腫瘍）、肺の良性腫瘍、胸膜疾患（肺の表面の膜から出た腫瘍、炎症）、気胸（胸の中に空気が漏れる病気）や手掌多汗症（手に汗が多く出る病気）、そして、漏斗胸（先天的に胸壁の変形をきたす病気）などの手術を行っています。

　当科の特徴としては、その手術の大部分を胸腔鏡というカメラを使った体にやさしい手術を行っています。

もう1つの特徴として、局所に進行した肺がんに対してさまざまな方法を駆使した治療を行っています。

　まずは、カメラを使った体にやさしい手術療法を紹介します。

体にやさしいカメラを使った手術療法 （胸腔鏡下手術）

　近年、肺がん（肺から出た悪性腫瘍）は増加傾向を示し、当科でも診療の中心となっています。肺がん治療は手術療法、抗がん剤治療、放射線治療、そして免疫療法が基本となります。

　当科では、早期の術後の社会復帰をサポートできる

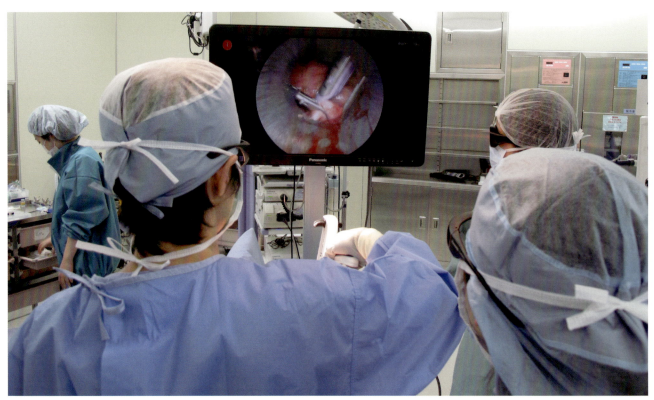

写真1　胸腔鏡下手術

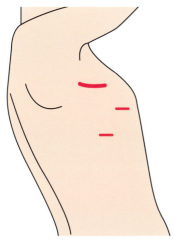

図1 当科で行っている胸腔鏡補助下手術の創（5cm×1か所、2cm×2か所）

よう開胸創の縮小に努めてきました。現在行っている手術は、最大の切開は5cmで、胸腔鏡というカメラを補助に使って行っています（写真1、図1）。また、最近、増加した小型肺がんに対しては、積極的な縮小手術（肺の切除する量を抑える手術）を心掛け、可能であればカメラを使って行っています。

また、術中、指で触らないような病変に対しては、手術室設置のCT（コンピューターを使った断層撮影法）を用いて、安全な切除を心掛けています。また、大腸がんなどの悪性腫瘍から血液を通って転移してきた転移性肺がんや、診断不能な肺腫瘍などもカメラを使った手術で取り除いています。

さらに、縦隔腫瘍もこの方法で同様に手術を行っています。基本的に縦隔腫瘍は良性腫瘍のことが多く、2cmほどの創を3～4か所使って、胸腔鏡下手術で取り除いています。

局所に進行した肺がんの治療

次に、進行した肺がんに対しての治療法に関して当科の特徴も踏まえ説明します。

遠隔転移（がんが血液の流れに乗って広がること）がなく、心臓の周りのリンパ節転移や周囲隣接組織へ広がりを認める肺がんを局所進行肺がんと呼びます。今回はリンパ節に転移した場合と肺が収まる空間（胸腔）にがんが広がった場合の治療に関してお話しします。

①リンパ節に転移をきたした肺がん治療

肺がんがあまりに進んだ場合、肺がんが肺の外まで進展する場合があります。その1つに、リンパの流れに乗って肺がんが広がるリンパ節転移があります。さらに、心臓の周りのリンパ節に転移することを縦隔リンパ節転移といいます。その状態の肺がんはきわめて予後が悪く、従来は手術を行ってから術後に抗がん剤治療を追加していましたが、その治療成績は思わしくなく、新しい治療法が求められてきました。

近年、手術前に抗がん剤治療や放射線治療を行い、腫瘍を小さくしてから手術を行う治療が有効であるとの報告が多くなされています。当科でもPET-CT検査（糖の代謝を使った断層撮影法）などにより縦隔リンパ節転移が疑われた場合、可能であれば超音波ガイド下気管支鏡検査を用いてリンパ節の組織を採取し、転移があるかどうかを調べます。そして、転移があると診断された場合、最初に抗がん剤治療と放射線治療を行い、効果が得られた症例に対して外科的治療を行うことを実施しています（写真2A、2B）。臨床試験段階ですが、良好な治療成績を残しています。患者さんへの体の負担が大きい治療法ですので、術後合併症の増加が懸念されますが、これまで比較的安全に手術

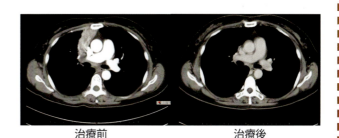

治療前　　　　　　　治療後

写真2A　胸部CT（病期ⅢA期）

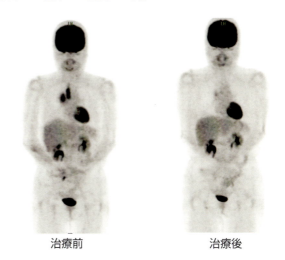

治療前　　　　　　　治療後

写真2B　全身PET検査（病期ⅢA期）

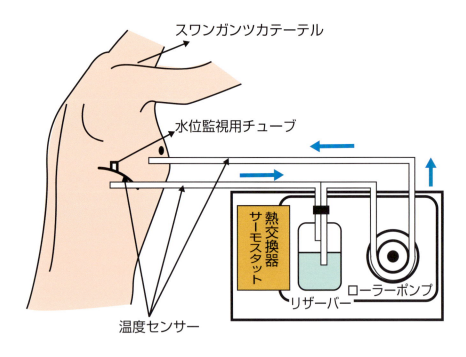

図2 胸腔内温熱灌流化学療法（IPHC）の模式図

が行われています。

②肺が収まる空間（胸腔）に肺がんが広がったときの治療（がん性胸膜炎を伴った肺がん治療）

もう1つの局所進行肺がんにがん性胸膜炎を伴った肺がんがあります。肺がんが肺の表面に露出し、胸腔（肺と胸壁に囲まれた部分）に広がることがあり、がん性胸膜炎といいます。肺がんが肺の表面を破ると、外を取り巻く肋骨を溶かしたり、胸腔にがんがばらまかれ（播種といい、種がまかれること）、胸腔に水が溜まり、息苦しくなったり、ばらまかれたがんが成長し肋骨を溶かしたりします。

肺がんが肋骨に進行した場合であれば、手術や放射線での治療も可能ですが、胸腔にばらまかれた場合、切除はできず、抗がん剤での治療も困難なことが多いです。また、がんがばらまかれたことで胸に溜まる胸水により、肺がんそのものの治療が困難になります。

がんが胸腔内に広がった場合、根本的な治療はなく、全身的な抗がん剤治療が一般的です。当科の特徴として、胸腔内に散らばった肺がんに対する治療として、抗がん剤と温熱刺激を併用した胸腔内温熱灌流化学療法（図2）を行っています。これは、抗がん剤を溶かした温水で胸腔内を洗浄し、胸腔内に散らばったがん細胞を直接攻撃する治療で、抗がん剤の効果を温熱により増強させることを目的としています。

温熱を用いたがんの治療は、国際的には1970年代に始まった治療です。また、抗がん剤と温熱を併用することでその作用が増強されることは広く知られています。当科でも15年前から導入し、治療を重ねてきました。重篤な副作用はなく、長期的な治療効果がみられる症例も経験しています。全身のその他の病変や、全身状態で実施できない場合もありますが、体への負担が少ない治療として、積極的に行っています。

しかし、温熱灌流化学療法は、治療例が少なく、有益な治療成績が示せていないこともあり、標準的治療となってはいません。当科では、胸腔内の病変に対する治療としての有効性を示すべく、臨床試験として症例集積を行っています。

気胸って何？

最後に当科が考案した気胸に対する胸腔鏡下手術法を紹介します。

気胸とは何らかの原因で肺に穴があき、空気が漏れて胸の中に溜まり、肺がしぼんでしまった状態をいいます。気胸の症状として、咳、胸や背中の痛み、呼吸困難があります。空気が大量に漏れ続けると、肺が小さくしぼみ、さらに心臓を圧迫して血圧が低下し命にかかわる状態になることもあります。気胸の診断には、

パート1　安心と信頼の病院をめざして

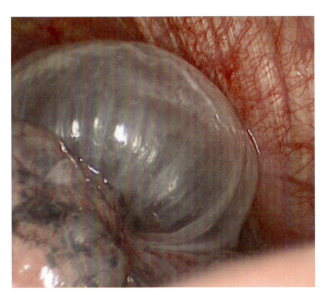

写真3　ブラ・ブレブなどの胸腔内所見

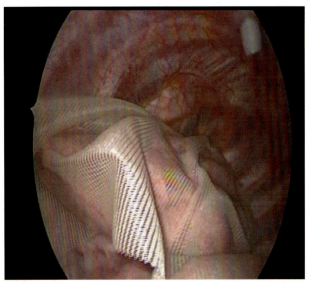

写真4　断端をカバーした吸収性メッシュを縫着するクラゲ法（当科で行っている自然気胸に対する胸腔鏡下手術）

胸部X線検査や胸部CT（コンピューターを使った断層撮影法）を行います。

　気胸の種類には、自然気胸、何らかの肺の病気（肺がんや肺炎など）による気胸、外傷による気胸、そして、生理による気胸（月経随伴性気胸）などがあります。この中でも最も多いのが自然気胸で、若くてやせた男性に多く起こるといわれています。その原因として、肺の一部に「ブラ」もしくは「ブレブ」と呼ばれる壁の薄い風船のような病変（写真3）ができ、これが破裂することで発症します。明らかな誘因もなく発症することから自然気胸といいます。多くの場合、すぐに穴はふさがり、漏れた空気は次第に吸収され消失することで再び肺が膨らみ気胸は改善します。しかし、問題なのは自然気胸が再発しやすい病気であることです。一度気胸を起こした場合、自然に改善しても5〜6割の人が再発するといわれています。

　気胸の治療としては、気胸の程度が軽ければ外来で胸部X線検査を行いつつ経過観察します。気胸の程度が中等症や重度のときは、入院して胸に胸腔ドレーンという管を入れて、胸の中に溜まった空気を抜き、空気漏れがなくなれば管を抜きます。それでも治らない場合は手術が必要になります。

　手術が勧められる条件としては、①胸腔ドレーンをいれても空気の漏れが止まらない場合、②気胸が再発した場合、③胸の中に出血している場合、④両側の気胸が起こった場合です。

　自然気胸に対しての手術では、原因であるブラ・ブレブの切除を行います。手術には胸に小さい穴（1〜2cm）を3か所開けてカメラで見ながら行う胸腔鏡手術が主流です。再発を予防するため、当科で考案したクラゲ法という、術後2〜3か月で吸収されるシート（写真4）を使って、肺を切った部分を覆うことで肺の表面を補強し再発率を下げる工夫を行っています。これにより創が小さく、患者さんの体に負担が少ない手術で再発率を下げることができるようになりました。

知って防げる心筋梗塞！なったときの治療は？

循環器内科　宇隨　弘泰（うずい ひろやす）　副科長・准教授

循環器内科　夛田　浩（ただ ひろし）　科長・教授

全国13位の死亡者数

　突然死ニュースで「死因は心筋梗塞」と聞いても、自分は心臓病がないので無関係と思っていませんか。発症は急ですが、病気に至るまでにはさまざまな経緯があり、高血圧、糖尿病、高脂血症、肥満などの身近な生活習慣疾患に加え、喫煙が発症の危険因子となります。長寿県といわれる、福井県でも、この心筋梗塞の死亡者数は人口10万人対、全国13位（2013年度厚生労働省、人口動態統計より）となっています。

　心筋梗塞が心臓に及ぼす影響についてお話します。心臓は手足の筋肉と同じ横紋筋からなり収縮して体中に血液を送り出すポンプの働きをしています。この筋肉には「冠動脈」と呼ばれる心臓のための血管があり、そこを流れる血液から酸素や栄養分を受けています。この血管に血流障害が起こり、完全に途絶するのが「心筋梗塞」です。心筋への血流途絶により心筋収縮を行えなくなり、ポンプ機能が低下し、体へ必要な血流を送り出せない状態となります。特に急性心筋梗塞では、急激に心筋ダメージが起こるためショック状態となり、緊急に冠動脈の血流途絶解除が最優先で、血流再開させることが心機能保持のために必要となります。

冠動脈形成術とは

　冠動脈に血流障害が起こる現象は、血管を水道管に例えると、その内側にサビやゴミが壁に積もって流れが悪くなることと同じで、この堆積物は、高血圧、糖尿病、高脂血症により長時間かけ溜まったもので、動脈硬化と呼ばれます。狭くなった血管を「薬物療法」のみで元に戻すことは困難で、冠動脈への血流回復のためには、狭くなった箇所を機械的に押し広げることが必要になります。手首や、足の付け根の血管から内科的にカテーテルと呼ばれるストロー状の管から道具を冠動脈内に運んで狭くなった箇所を広げる冠動脈形成術です。

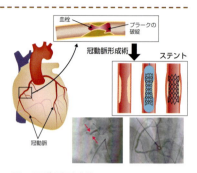

図　冠動脈形成術

　冠動脈形成術（図）は、風船で押し広げる方法が1977年から行われていますが、広げた箇所が再び狭くなる「再狭窄」が起こるため、1985年には押し広げた箇所に、この再狭窄予防のために金属性の網「ステント」を留置する療法が開発されました。それでもなお、動脈硬化の勢いは強く、再狭窄を完全に防ぐことが困難です。このため最近開発されてきているのが、薬剤を塗ったステントです。このステントの登場で、再狭窄の問題は大きく改善されました。しかし、高齢社会となり動脈硬化も高度となり、冠動脈には石灰化と呼ばれる歯と同じ成分のものが沈着し、風船やステントでは押し広げられない病変も出てきました。これらの病変に対して、用いられるのがロータブレーター（ドリルのようなもの）で、これを使って血管の固くなっている部位を削ることが可能となっています。効果は絶大ですが、重大な合併症も起こりうるため、習熟した医師が行わなければ危険が伴う療法です。特に当院は、これら特殊な機器を用いることが可能な施設認定を受けており、県内でも唯一24時間、循環器内科医が毎日、院内にて待機しており必要な治療を遅れることなく行えます。

　心筋梗塞への治療は進歩していますが、これらの疾患により心筋が弱ってしまうことを完全に防ぐことは困難です。これらの疾患が起こらないよう、危険因子といわれる生活習慣病の予防に、日頃から心掛けてください。

致死性不整脈および難治性心不全に対するデバイス治療

循環器内科 天谷 直貴 助教　　循環器内科 夛田 浩 科長・教授

心不全とは

心臓には、右心房・左心房・右心室・左心室の4つの部屋があり、それぞれの部屋は筋肉の袋のようになっています。この筋肉が電気の刺激により収縮・拡張することで血液を体に送り出すポンプの役割をしています。

心室に入った電気刺激は「脚」と呼ばれる電線の枝に分かれて心室の筋肉を収縮させます。「脚」には右心室に刺激を伝える「右脚」と左心室に刺激を伝える「左脚」があります。この「脚」に異常が生じて心室の収縮の同期がうまくいかなくなると、効率よく血液を送り出せなくなります。特に「左脚」の伝導が切れることを「左脚ブロック」といい、電気刺激は心室内の筋肉をゆっくりと伝わります。そのため心室の内側から外側に徐々に収縮していくようになります。さらに外側の部分が収縮する頃には、最初に収縮した内側の部分は拡張を始めるため、心室が振り子状の動きとなり血液を効率よく送り出せなくなります。このような心室の収縮のズレを同期不全と呼びます。

体が必要とする血液を十分に賄いきれない状態を心不全といいますが、重症の心不全患者さんの30～50％に同期不全が生じているとの報告もあります。

心不全の治療

重症心不全の患者さんで、左脚ブロックなどによる同期不全で心不全が悪化している場合には、両室（右心室と左心室）ペーシングと呼ばれる特殊なペースメーカの植え込みが心不全治療に有効となります。

本来のペースメーカ治療は、脈拍の遅くなる病気の患者さんに対して行う治療ですが、両室ペーシングは

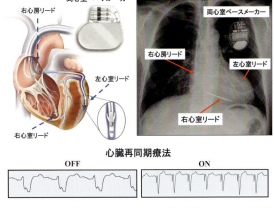

図　心臓再同期療法　　（日本メドトロニック社より提供）

心臓のポンプに障害をもった患者さんに対する心不全治療のためのペースメーカ療法です。

血管（静脈）を介して右心室と左心室の外側の壁にペースメーカの電線（リード）を留置し、タイミングをそろえて心室を刺激することで、心室の収縮の効率を上げる治療法で、これを両室ペーシングまたは心臓再同期療法といいます（図）。左心室リードは、右心房から心臓の静脈を介して左心室側に挿入します。同期不全が明らかな患者さんでは、多くのケースで心不全の改善を認めます。

また心機能が低下している患者さんでは、心室頻拍や心室細動といった、いわゆる「心臓痙攣」からの突然死が生じやすいことも分かっています。これらの不整脈は心室が極端に速く、また心室細動では不規則に興奮することで血液の拍出が困難となります。発症すると数分で死に至ることもある重篤な不整脈発作です。

これらを停止させるためには電気的除細動、一般にいう「電気ショック」が有効となります。両室ペーシングを行うペースメーカには、この除細動機能が付随しているものがあり、除細動機能付き両室ペースメーカといいます。

内服薬では抑えきれない不整脈に対するカテーテル治療

循環器内科 絈野 健一 助教　　循環器内科 夛田 浩 科長・教授

不整脈とは

不整脈とは、字のごとく脈が乱れた状態を指しますが、脈自体が整っていても脈が早すぎる場合（頻脈）や遅すぎる場合（徐脈）も不整脈に含まれます。

症状はドキドキする、脈が飛ぶ、めまいがするなど、患者さんによってさまざまです。心臓には、規則正しく収縮するための電気信号が流れています。信号は心臓上部の洞結節と呼ばれる場所から出て、伝導路を通って心臓全体に伝わりポンプを収縮させます。心臓の中でこれ以外の電気信号が発生したり、電気信号が心臓の中で回ってしまうと不整脈が起こります。異常な電気信号の発生場所により、心房性（もしくは上室性）、心室性に分けられます。

不整脈の治療

心筋梗塞や弁膜症など不整脈の原因となる心臓の病気があれば、その原因疾患を治療しながら、不整脈に対しては内服薬で経過をみるのが基本です。内服薬だけでは症状やQOL（生活の質）が改善されないときには、カテーテル治療が有効な場合があります。カテーテル治療は一般的に、カテーテルアブレーションもしくはカテーテル心筋焼灼術と呼ばれており、近年、不整脈の種類によっては、その有効性、安全性、経済性の面から、内服治療よりも優先して選択される場合もあります。

カテーテルアブレーション

メスを使わずに行う心臓手術の一種で、心臓の中で不整脈の原因となっている場所を焼灼する治療です。足の付け根（鼠径部）の静脈もしくは動脈から心臓に、直径2～3mm程度のカテーテルを挿入して行います。焼灼による痛みなどはほとんどなく、また手術時間は1時間から数時間程度です。これまで開胸手術で行われてきた治療と比べても、より低侵襲（体に負担の少ない）で安全に行うことができるようになりました。麻酔で眠った状態で行うこともでき、通常4日～1週間程の入院を要しますが、手術翌日より歩行が可能です。

また、カテーテルアブレーションは薬物治療のような対症療法ではなく、根治的治療法であるため、治療がうまくいけば、内服薬を中止することができ、その後の通院も不要となることも多くあります。当院では、内服薬では特に治療が難しい心房細動や心室性不整脈に対して、積極的にこのカテーテルアブレーションを行っています。

心房細動の治療

心房細動は、心臓の心房という部屋が細かく痙攣したように動く不整脈で、脈が全く不規則になってしまうのが特徴です。症状は、ドキドキする、脈が途切れる、息が切れる、疲れやすいなどさまざまで、健康診断で初めて分かる無症状の方も多くおられます。患者さんによっては、脳梗塞や心不全の原因になる場合があるため、早期に発見し早期に治療を行うことが大切です。

心房細動の多く

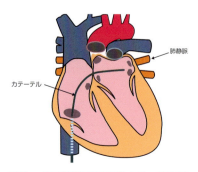

図1　心房細動に対するカテーテルアブレーション（心筋焼灼術）
足の付け根（鼠径部）の血管からカテーテルを挿入し、肺静脈の周囲を焼灼する

は、肺静脈という血管が肺から心臓につながる部分で発生する異常な電気信号が原因であるといわれており、カテーテルアブレーションによって肺静脈周囲を焼灼することで、多くの方で完治が可能です（図1）。

治療成績は年々向上しており、内服を中止できる方もたくさんおられます。しかし一部の方では、思い通りの効果が得られないこともあり、それぞれの患者さんに合った治療法を選択する必要があります。

心室性不整脈の治療

右心室もしくは左心室に異常な電気信号が発生して起こる不整脈です。異常な電気信号によって、心臓が本来より少し早く収縮してしまう心室期外収縮が最も多くみられます。脈が抜けたり、ドキンという動悸を感じたりしますが、無症状の方も多く、通常は治療の必要はありません。症状が強い場合や、数が多く心臓の負担となっている場合などでは治療を行うこともあり、カテーテルアブレーションによる完治も期待できます。

心筋梗塞などの基礎心疾患がある場合は、傷んだ心筋が回路を作り、そこを電気信号が回ることで心室頻拍となることがあります。心室頻拍は、心臓のポンプ機能が破綻し致命的となる場合もある危険な不整脈です。治療には、別項で述べる（「致死性不整脈および難治性心不全に対するデバイス治療」39ページ参照）除細動器の植え込みが必要となりますが、カテーテルアブレーションでその作動の頻度を減らせる場合があります。

ここが最新

カテーテルアブレーションでは、カテーテルやその周辺機器が急速に進歩しており、当院では最新の機器を導入して治療にあたっています。カテーテルは先端から水が流れるようになっており、焼灼によって血栓（血の塊）ができるのを防いでいます。

また、カテーテル先端と心臓の接触具合が数値で表示できるようになっているため、従来よりも安全で確実な焼灼が可能です。さらに、通常カテーテル治療はＸ線透視画像を参照して、カテーテル位置を確認しながら行うのが一般的ですが、当院では、患者さんご

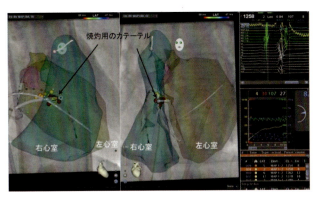

図2　3次元マッピングシステムを用いたカテーテルアブレーション
患者さんごとの心臓の立体画像とＸ線透視画像、リアルタイムのカテーテル位置などがコンピューター画面上に表示されている

とに作成した心臓の立体画像と一度撮影したＸ線画像をコンピューターに取り込み、その上にリアルタイムでカテーテル位置を表示することができる3次元マッピングシステムと呼ばれる装置を使用しています（図2）。これにより個々の患者さんに応じた正確な治療を行うことができ、患者さんの放射線被曝も軽減されると考えています。

2014年からは、直径28mm（もしくは22mm）のバルーン（風船）で肺静脈の付け根を冷凍して変性させる冷凍凝固アブレーション（図3）を北陸で先駆けて行っており、現在のところ治療成績は良好です。

また、治療が難しい心筋梗塞などの基礎疾患に伴う心室頻拍に対しても、3次元マッピングシステムを駆使することで、心室頻拍回路の細かい解析や正確な焼灼が可能となっています。

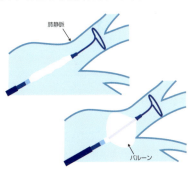

図3　心房細動に対する冷凍凝固アブレーション
肺静脈の付け根をバルーンを用いて冷凍して変性させる

おわりに

近年の治療方法の向上により、病状によっては完治可能な不整脈も増えています。しかし、ストレス、疲労、寝不足、飲酒などから不整脈は出やすくなります。予防には生活習慣の改善を心掛けることが大切です。それぞれの病状に応じた治療を行う必要がありますので、かかりつけ医を通じて相談してください。

胸部大動脈瘤に対する最新の治療

心臓血管外科 森岡 浩一 副科長・講師　　心臓血管外科 腰地 孝昭 科長・教授

胸部大動脈瘤とは

　大動脈の正常径としては、一般に胸部で30mmであり、血管の壁の一部が局所的に拡張して直径が正常径の1.5倍を超えて拡大した場合に瘤と称します。

　症状として、瘤の拡大による疼痛や瘤周囲の圧迫症状などを認める場合がありますが、無症状で経過することもあり、破裂すれば救命が非常に困難な疾患です。原因として最も多いのが動脈硬化性であり、高齢者の罹患が増加しているのが現状です。

　特に、弓部大動脈瘤および遠位弓部大動脈瘤に対する治療は、医療の発達した現在でも、死亡率が5～10％程度と難易度が高い疾患の1つです。しかし、近年ステントグラフト内挿術の登場により、治療法の選択肢が広がっている分野といえます。

標準術式（外科手術）

　胸骨正中切開法が一般的です。一方、主に末梢側へ進展した下行大動脈瘤には、左開胸法が用いられます。そのほか、特に広範囲の大動脈瘤に対して、胸骨正中切開＋左開胸、胸骨正中＋横切開＋左開胸（ドアオープン法）や両側開胸横切開などがあります。人工心肺を用いて体温を25℃まで冷却し、循環停止として脳動脈にのみ循環する選択的脳灌流法を用いて人工血管に置換を行います。

　広範囲大動脈瘤に対しては、手術を2回に分けて行い、人工血管と動脈の末梢側の吻合は、elephant trunk[*1]を挿入し、2期目の治療（手術ないしはステントグラフト）に備えます。この方法をとることで、1回あたりの侵襲（体への負担）を低減することができます。

*1 elephant trunk：象の鼻のように人工血管を下行大動脈内に挿入し、2期的手術を可能とする方法

ステントグラフト内挿術（血管内治療）

　弓部大動脈瘤に対する血管内治療は、高齢あるいは外科手術ハイリスク症例の患者さんに行われています。いまのところ、弓部大動脈瘤治療のために開発された枝付きステントグラフト、あるいは開窓型ステントグラフトなどの企業製造デバイスは、薬事承認されておらず、この領域へのステントグラフトの使用は、弓部分枝への非解剖学的[*2]バイパス術を併用したハイブリッド治療が中心となります。ただし、この弓部分枝へのバイパス手術を伴うハイブリッド治療は、脳脊髄神経合併症の発生率が、通常手術（体外循環使用）と比べても変わりなく、あくまで外科手術困難例、ハイリスク例が対象となります。

　しかし下行大動脈瘤に対しては、ステントグラフト内挿術は低侵襲であり（図1）、手術成績も開胸手術

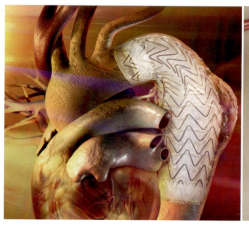
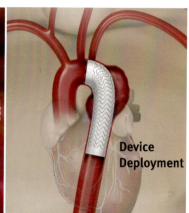

図1　下行大動脈瘤に対するステントグラフト内挿術

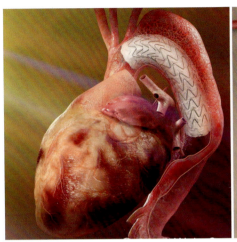
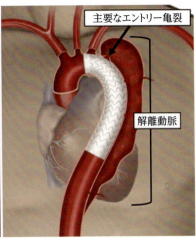

図2　Stanford B型大動脈解離に対するステントグラフト内挿術

と遜色なく、また脊髄虚血が原因とされる対麻痺の発生も低頻度と報告されています。従来6cmを超えてから、手術適応となっていたStanford B型大動脈解離後の瘤に対しても、早期のステントグラフト内挿術により（図2）、解離の入口部（エントリー）を塞ぐ治療ができ、最も手術侵襲の大きい胸腹部大動脈瘤（胸部から腹部にまたがる広範囲な動脈瘤）に至るまでに治療が可能になりつつあります。

＊2 非解剖学的：正常の解剖と異なるルートを通る

オープンステントグラフト法

弓部大動脈瘤手術において、末梢側（下行）大動脈縫合のみステントグラフトにて代用するオープンステントグラフト法（Frozen elephant trunk法〈図3〉）は、死亡率や合併症発生率が通常手術に比べて、同等あるいは良好であるため、この領域の治療としてもう1つの選択肢といえるでしょう。

特に、広範弓部大動脈瘤症例や、必要に応じてStanford A型大動脈解離にて、弓部置換を必要とする症例においては、この治療法が有用とされています。また、広範弓部－下行大動脈瘤においては、弓部手術の際に、elephant trunkを下行瘤内に挿入し、後日追加のステントグラフト内挿術（Thoracic Endovascular Aortic Repair：TEVAR）を行う2期的ハイブリッド手術で体への負担を減らす方法も普及しつつあります。

当科では、胸部大動脈瘤に対して、さまざまなオプションを用意しており、症例一人ひとりに最も適した治療を提供できます。

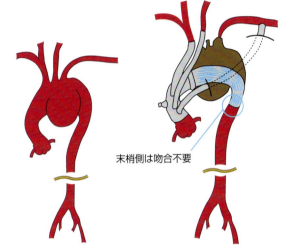

a. 弓部大動脈瘤　　b. オープンステントグラフト法

（「日本循環器学会［ダイジェスト版］大動脈瘤・大動脈解離ガイドライン」〈2011年改訂版〉をもとに作図）

図3　弓部大動脈瘤に対するオープンステントグラフト法

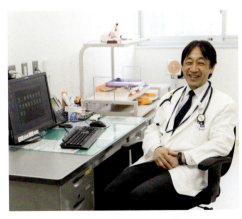

写真　心臓血管外科外来においての診療
患者さんに最も適した治療を説明しています

血管に対する新しい治療
──下肢閉塞性動脈硬化症に対する血管内治療

心臓血管外科　**森岡 浩一**　副科長・講師

心臓血管外科　**山田 就久**　講師

心臓血管外科　**腰地 孝昭**　科長・教授

下肢閉塞性動脈硬化症とは

　健康な血管は弾力があり、ゴムのようにしなやかですが、歳をとるとともに肌などのように血管も老化し、硬くもろい状態に変化していきます。さらに加齢以外に、血液中に増加した悪玉コレステロールが関与して動脈硬化に拍車をかけます。この結果、下肢の動脈の狭窄（狭くなること）または閉塞（詰まること）が起こることがあります（図1）。このため、下肢に血液の流れが低下することで生じる病気を下肢閉塞性動脈硬化症といいます。

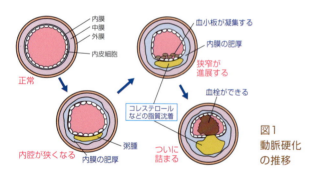

図1　動脈硬化の推移

最新の治療
──末梢血管用ステントグラフト

　これまで下肢閉塞性動脈硬化症に対する治療は、外科手術でのバイパス術（人工血管や自己大伏在静脈を使用）、血管内治療（カテーテル治療）などがありました。血管内治療は、患者さんへの体の負担が少ないという利点がありますが、再狭窄や閉塞する場合が多く、長期の動脈開存性は期待できませんでした。

　海外で10年以上前から承認されている、ゴア社バイアバーン® ステントグラフトという血管内治療のステントグラフトが、2016年、ようやく国内でも薬事承認を受け、2017年夏頃より使用できることになりました（図2、3）。

　このステントグラフトは、国内の前向き多施設IDE（治験用医療機器適用免除）臨床試験で、浅大腿動脈[*1]の長く複雑な病変の治療で優れた成績を示し、12か月時点で88％の開存率を達成しました。同デバイスは、ePTFE[*2]製ライナーで構成され、その内側表面に抗血栓性のヘパリンを結合しているので長期間の開存性が期待できます。多様なサイズがあり、柔軟性にも優れ、より複雑な末梢動脈病変に対応できます。この治療は、浅大腿動脈ステントグラフト実施基準管理委員会に申請し、承認を受けた施設や実施医のもとで受けることができ、2017年6月現在で、福井県内では当院のみが承認を受けています。

*1　浅大腿動脈：大腿部のつけ根〜膝までの大腿動脈
*2　ePTFE：expanded PTFE（延伸ポリテトラフルオロエチレン）

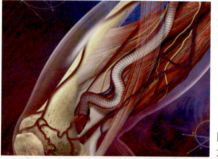

図2　狭窄した浅大腿動脈内のステント内挿術

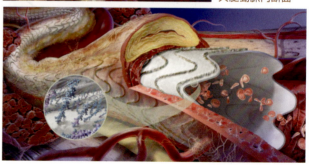

図3　狭窄した浅大腿動脈内断面

QOLが高く元気に社会生活が営める心臓弁形成手術

＊QOL：クオリティ・オブ・ライフ（生活の質）

心臓血管外科 森岡 浩一（もりおか こういち） 副科長・講師　心臓血管外科 腰地 孝昭（こしじ たかあき） 科長・教授

心臓弁形成手術とは

当科では、小児先天性心疾患を除く心臓血管外科手術全般を行っています。心臓手術では、虚血性（CABG：冠動脈バイパス手術など）、弁膜症（大動脈弁置換など）、大血管（大動脈弓部置換など）などすべて行いますが、弁膜症では術後のQOL向上の観点から、弁形成手術を多く取り入れています。

僧帽弁閉鎖不全症（そうぼうべんへいさふぜんしょう）では、弁形成が第1選択であり、90%以上の患者さんで形成手術が可能です。人工弁（機械弁）置換術と異なり、ワーファリンの服薬が不要なため仕事に復帰して通常と変わらない社会生活が営めます。無症候性の患者さんでも左心室の機能不全を起こす前に手術を行えば、形成手術の確立も高まり、結果として良好な予後が期待できます。

一方、大動脈弁では形成手術の普及はこれからという段階ですが、大動脈2尖弁の方や弁輪拡大に伴う閉鎖不全症では、難易度の高い自己弁を温存した大動脈弁形成手術を行っています。

●症例数または診療実績など

- 僧帽弁形成術、大動脈弁形成術で年間10～15例
- 診療科長の個人的キャリアとして、約320例の僧帽弁および大動脈弁形成術

●当科の得意とする専門領域

冠動脈バイパス術、オフポンプバイパス術、弁形成術、弁置換術、不整脈（メイズ）手術、胸部大動脈瘤手術、解離性大動脈瘤（かいりせいだいどうみゃくりゅう）手術、腹部大動脈瘤手術、ステントグラフト内挿術、末梢血管手術、下肢静脈瘤手術（レーザー治療）など

●お問合せ先

心臓血管外科外来の診察は、月・水・金曜です。

ＴＥＬ：0776-61-3111（内線3262）

教室ＨＰ：http://geka2.labos.ac./

≪腱索断裂による僧帽弁閉鎖不全症≫

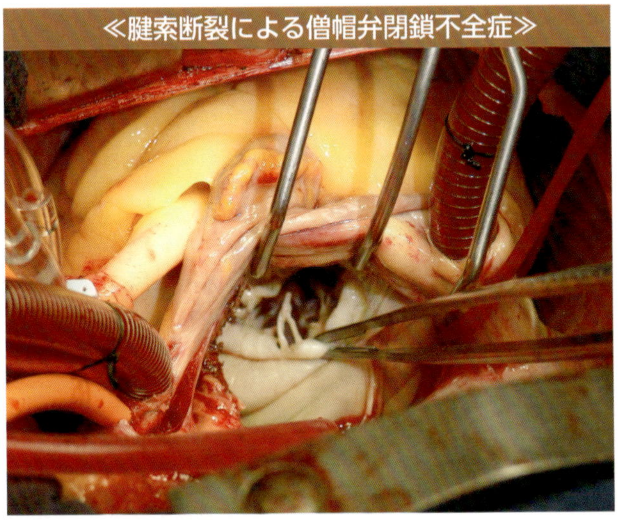

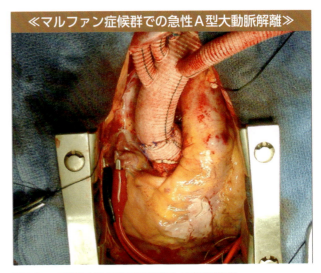

写真1　人工腱索再建による僧帽弁形成術
再現性の高い逆流制御が可能です

≪マルファン症候群での急性A型大動脈解離≫

写真2　大動脈自己弁温存基部置換＋弓部置換術
難易度の高い手術の同時手術も可能です

胃がんの治療
ピロリ除菌による予防から進行胃がんまで

消化器内科 **松田 秀岳** 助教　　消化器内科 **中本 安成** 科長・教授

消化器外科 **廣野 靖夫** 副科長・講師　　消化器外科 **五井 孝憲** 科長・教授

胃がんとピロリ菌の除菌治療——ここが特色

　ヘリコバクター・ピロリ菌（ピロリ菌）は胃内に生息する細菌です。国内では約3600万人がピロリ菌に感染している推定されています。ピロリ菌の感染は胃潰瘍、十二指腸潰瘍や慢性胃炎の原因となります。基本的に乳幼児期に経口的に感染しますが、昔と比べて衛生環境が改善しているために、感染率は若年者では低く、年齢とともに上昇し、高齢者ほど高い傾向にあります。

　ピロリ菌の感染者は1年間で0.4%の方が胃がんになるとされていますが、胃がんの実に99%以上はピロリ菌関連であることが明らかになっています。そのため、ピロリ菌の除菌治療は、胃潰瘍、十二指腸潰瘍だけではなく胃がんに対する予防効果も認められています。

　ピロリ菌の診断方法は血液検査、便検査、吐く息を使った呼気テスト、内視鏡検査時の生検組織を用いた検査などのさまざまなものがあります。

　ピロリ菌の感染が確認された患者さんには7日間の内服治療を行います。保険診療では2回の除菌治療が承認されており、通常の治療によるピロリ菌除菌成功率は95%以上です。消化器内科では以前よりピロリ菌の研究と治療を積極的に行っており、残念ながら2回の除菌治療を行っても除菌不成功であった患者さんに対して、ピロリ専門外来（木曜午後、月2回、予約制）を開設しています。専門外来では、不成功であった原因を解析し、異なった種類の薬剤を使用した新しい除菌治療を臨床研究として行い、良好な成績を上げています。ピロリ菌除菌について困っている患者さんは、ぜひご相談ください。

早期胃がんの治療

　早期胃がんの治療には、消化器内科による内視鏡を用いた治療と消化器外科が担当する腹腔鏡手術があります。がんの組織型、がんの大きさや深さ（深達度）、リンパ節転移の有無を内視鏡検査やCT検査などのさまざまな画像検査によって詳細に評価し、治療方針を決定します。判断が難しい場合は内科と外科で十分に検討を行って、患者さんにとって最善の治療をお勧めしています。

　消化器内科では内視鏡的粘膜下層剥離術（ESD）を積極的に施行しており、全国の他の先進施設と遜色のない治療成績が得られています。85歳以上の超高齢の患者さんやほかの医療機関で内視鏡による治療が困難と判断された患者さんに対しても、十分に検討した上で治療をしています。また、胃がんだけでなく、食道がんや治療が難しいとされる十二指腸がんに関しても、ESDによる治療を行っています（写真1、2）。

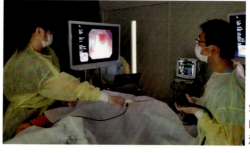

写真1 ESDによる治療

小さな傷の手術

　消化器外科では腹腔鏡による小さな傷の手術を施行しています。おへそを含めた5〜6か所の1cm程度の

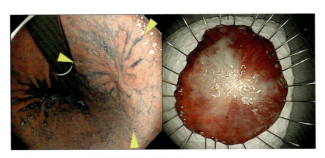

写真2　ESDの内視鏡写真と切除標本

傷で治療を行っています。当科は新しい食事の通り道の再建もすべて腹腔鏡手術だけで行い、切除したがんは、おへその傷を大きくして体外へ取り出すので、ほかには大きな傷は残りません。そのため手術後も早く歩行が始められ、退院ができます。

進行胃がんに対する治療

　進行胃がんでは、少しでも再発を防ぐために、がんが大きな患者さんやリンパ節の転移が目立つ患者さんには手術前の抗がん剤治療をお勧めしています。2か月くらい抗がん剤の投与をしますが、がんが小さくなった場合は従来のそのまま手術を行うケースよりも再発が少なくなっています。当院では術前の抗がん剤治療として、標準治療である2つの抗がん剤による治療のほかに、さらに強力な3つの抗がん剤を使った治療もしています（写真3）。効果は標準治療より高いですが副作用も強いので、患者さんの状態をみて個々に判断しています。なお、この手術前の抗がん剤治療はすべての患者さんが対象となるわけではありません。

　手術後は定期的な通院をしながら、再発の有無や体調管理を行います。通常は元のかかりつけ医のところに通院しながら、節目ごとに当院へ来ていただきます。特殊な抗がん治療が必要になった場合や、臨床試験に参加いただいている患者さんは当院に通院していただきます。

腹膜播種を起こしている胃がんの治療

　腹膜播種は、がん細胞がお腹の中に広がっている状態であり、胃がんが治らない大きな原因です。

　消化器外科では、腹腔鏡検査で胃の外側にがんが露出している患者さんや、腹膜播種を認める患者さんには、腹腔内（お腹の中）にカテーテルと呼ばれる特殊な管と皮下に腹腔ポートと呼ばれる小さな注入部を埋め込み、腹腔内へ薬剤を投与することができるようにします。この腹腔ポートを使って、繰り返し抗がん剤を腹腔内へ投与する治療（腹腔内投与）を通常の抗がん剤治療（全身投与）に組み合わせることにより、従来の抗がん剤治療では良くならなかった患者さんも治療効果が得られています（写真4）。この治療は、まだ研究段階の治療であるため、臨床研究や先進医療として行っています。全国でも行っている施設は限られており、福井県では当院だけです。治療を受けるには条件がありますのでお問い合わせください。

　これまでに他院では治癒の見込みがないと診断されても、根治に至った患者さんもいます。また、再発が判明してから、あるいは治療開始後に進行していたことが判明して受診する患者さんもいますが、完治のためには、進行胃がんと言われた早期の段階からの受診をぜひお願いします。

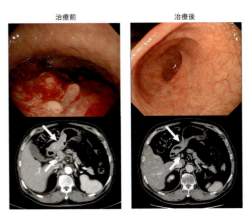

写真3　術前化学療法の効果（原発巣とリンパ節転移が縮小）

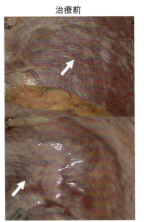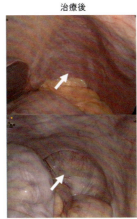

写真4　腹腔内投与による播種の変化

胆管・胆道・膵臓の主な病気と安心安全な最新治療

消化器内科 大谷 昌弘（おおたに まさひろ） 副科長・講師
消化器外科 村上 真（むらかみ まこと） 講師
消化器内科 中本 安成（なかもと やすなり） 科長・教授
消化器外科 五井 孝憲（ごい たかのり） 科長・教授

大きな総胆管結石に対する内視鏡治療

　肝臓でつくられた胆汁が十二指腸まで流れる経路が胆管です。この胆管の中に結石ができると、乳頭という十二指腸の出口で詰まるために、胆汁の流出が悪くなり、痛みや発熱といった症状が出ます。これが総胆管結石による胆管炎です。

　一般的な治療は、内視鏡を用いて、出口の乳頭を電気メスで切り開いて結石を取り出します。通常、ほとんどの総胆管結石はこの治療で結石を取り出すことが可能です。一方で2cmを超えるような巨大な結石が胆管内にできることもあり、このような場合は通常の内視鏡治療は難しくなります。当院では巨大な総胆管結石に対しては、胆管の中に細い内視鏡を挿入して治療を行います。内視鏡で直接胆管内の結石を確認し、引き続いて細い金属性のプローブを結石に当てて、電気水圧衝撃波で破砕します（写真1）。大きな結石も小さく砕くことにより、胆管から掻き出すことができ、内視鏡のみでの治療が可能です。

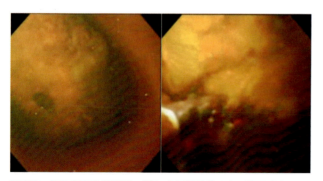

写真1　経口胆道内視鏡下の電気水圧衝撃波による結石破砕

胆管や胆道の手術について

　胆石胆嚢炎（たんせきたんのうえん）については、患者さんが痛みに苦しむ時間を短くし、できるだけ早く普段の生活に戻れるよう、積極的に早期腹腔鏡下（ふくくうきょうか）胆嚢摘出術を行っています。

　胆管がん・胆嚢がんは、手術で取り切れるかどうかの診断がきわめて重要です。当院では最新のCT機器を使用して病変範囲を確認した上で、内視鏡的に胆管から組織の採取を行い、また胆管内に超音波のプローブを挿入して胆管の断面像を観察して、がんの広がりについて精密な診断を行い、切除可能かどうかを判断しています。切除できる病気については膵頭十二指腸（すいとう）切除や肝葉切除と膵頭十二指腸切除の手術を同時に行うなどの手術を積極的に行っており、全国の主要施設と比較しても良好な治療成績をあげています。また、原則として執刀医が継続して外来診療を担当するので、患者さんから「顔が見える安心感」という評価もいただいており、補助化学療法、再発時の治療が途切ることなく実施できる体制となっています。

膵臓腫瘍の診断

　近年、膵がんを含めた膵臓腫瘍（しゅよう）の患者さんが増加しています。膵臓腫瘍では、手術や抗がん剤治療などの治療方針決定のため、正確な診断が必要です。消化器内科では2009年より超音波内視鏡下吸引穿刺法（せんしほう）（EUS-FNA）を導入し、膵疾患の診断と治療を行っています。超音波内視鏡はカメラの先端に超音波端子がついており、胃や十二指腸から膵臓をエコー画像で確認できます（写真2、左）。EUS-FNAとは、この

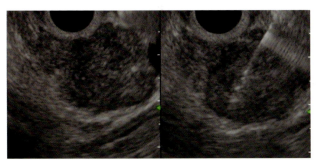

写真2　FNAの超音波内視鏡画像

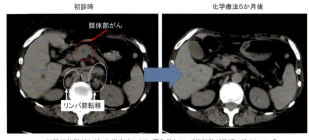

写真3　化学療法を行った症例のCT画像

超音波内視鏡を使って、エコー画像を見ながら膵臓の腫瘍を細い針で穿刺して組織を採取する検査です（写真2、右）。検査は静脈麻酔で眠った状態で行い、30分程度で終了し、2泊3日の入院となります。当院では膵臓以外にも胃粘膜下腫瘍、腹部腫瘤やリンパ節など、さまざまな部位や病変も含め、EUS-FNAの経験が多数あり、その診断率は90％を超えています。

膵がんの外科治療について

現在でも、膵がんは治療が難しい疾患の1つです。理由として、症状が出にくく早期発見が難しいため、診断時にはすでに他臓器へ転移（遠隔転移）していることがあげられます。また、遠隔転移がなくても膵臓には主要な血管や神経に接しているという解剖学的特徴があり、がんが背中側に広がりやすいこともあげられます。膵臓腫瘍（主にがん）の最も有効な治療は完全な切除です。膵がんにも最近は有効な抗がん剤が開発されており、治療の幅が広がってきています。

消化器外科では、それぞれの利点を最大限に引き出すために、これまで行われてきた切除後の化学療法だけではなく、症例に応じて術前にも化学療法（＋放射線療法）を追加し、より確実に膵がんを切除し、予後の向上が得られています。例えば、局所の進行症例では手術前に長期間の化学療法を行い、腫瘍を十分小さくしてから切除を行うようにしています。この方法により、以前なら切除困難であった症例において、血管や神経を温存しつつ、膵がんを確実に切除できることも可能となってきました。「写真3」は、切除不能膵がんに対して化学療法を行った症例です。CT検査での変化を示しています。今後さらに化学療法を継続し、PET検査やMRI検査で再評価し切除可能か判断します。

膵臓の手術では、腫瘍を確実に切除するだけでなく、術後の合併症をいかに少なくするかも大切になります。術後の経過が良くないと、入院期間が長くなるだけでなく、術後化学療法の開始も遅れ、がんの治療成績全体にも悪影響を与えます。安全で確実な膵臓の手術を受けていただくために、消化器外科専門医だけではなく、血管外科、放射線科、消化器内科、腫瘍内科、看護師、薬剤師などが常に協力し合い、万が一のときにも迅速で適切に対応できるよう、万全の体制で臨んでいます。

遠隔転移をきたしている膵がんの治療について

膵がんの7割程度の患者さんは、診断時すでにがんが遠隔転移し、切除できない状態となっています。このような場合、治療の中心は化学療法となります。経口剤から複数の注射剤を組み合わせた治療まで、個々の患者さんの体力や病状に合わせて治療を行います。当院では、化学療法の治療効果を最大限に引き出すために、黄疸や消化管の通過障害がある患者さんに対して、内視鏡的ステント留置術　またはバイパス手術を行っています。それと同時に、緩和治療や栄養管理の専門チームが常にサポートしており、安心して化学療法を受けることができます。膵がんは、ほかのがんと比べ、まだまだ治療成績は不十分ですが、さまざまな治療法を組み合わせることで、安心・安全に治療が受けられるよう日々努力しています。

最新・最高の大腸がん治療と小腸疾患への取り組み

消化器内科　平松 活志（ひらまつ かつし）　准教授
消化器内科　中本 安成（なかもと やすなり）　科長・教授
消化器外科　森川 充洋（もりかわ みつひろ）　助教
消化器外科　五井 孝憲（ごい たかのり）　科長・教授

早期大腸がんに対する内視鏡的粘膜下層剥離術（ESD）

　大腸がんは早期の段階で発見できれば、体に負担の少ない内視鏡的治療で根治することができます。2cm以下の早期大腸がんは、一般的にポリペクトミーあるいは内視鏡的粘膜切除術（EMR）という方法でがんを摘除します。一方、2cm以上の早期大腸がんは従来、外科手術が必要となることが多かったのですが、新しい内視鏡的治療法である内視鏡的粘膜下層剥離術（ESD）が2012年4月から保険適用され、2cm以上の病変であっても根治的に治療することが可能となりました（写真）。この治療では、病変の直下に新しく開発された粘膜下注入剤（ヒアルロン酸ナトリウム）を注入し、十分に膨隆した病変直下の粘膜下層を高周波ナイフで切開・剥離していきます。治療時間は病変の大きさによりますが、1時間～1時間半程度で、入院期間は約1週間です。

　消化器内科では、他院からの紹介患者さんを中心に年間50～60例の大腸ESDを行っており、北陸3県でも随一の治療実績を誇ります。

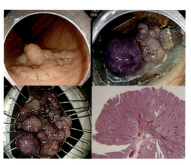

写真　ESDの内視鏡写真

最新・最高の大腸がん外科治療について

　大腸がんの外科治療は近年、急速な進歩を遂げており、治癒を目指して、低侵襲化手術（腹腔鏡下手術）から高度拡大手術までさまざまな治療を行っています。多数の遠隔転移を認め治癒が難しい大腸がんにおいても、化学療法を先行して行うことで、手術が可能となるタイミングを逸することがないよう留意しています。化学療法の治療内容も複雑化していますが、精通した医師が患者さんに合った治療を実施するようにしています。また高齢者の大腸がんが増えており、通常の化学療法が難しい場合、患者さん本人の希望も十分に配慮し、治療法の選択を共に考えるようにしています。

　このように、さまざまな取り組みによって、消化器外科における大腸がん術後の予後は、「大腸癌治療ガイドライン」に記載されている全国平均と比較して優れた成績を得ています（図1）。また肝転移や肺転移に対する手術、新規抗がん剤の導入を積極的に行い、患者さんが長く良い時間を過ごせるように努めています。次に当院消化器外科の治療の特色をあげます。

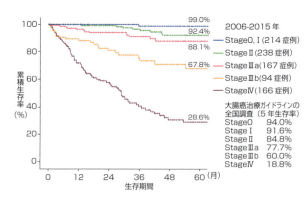

図1　大腸がん症例の進行度別生存曲線

患者さんにやさしい腹腔鏡下手術について

　以前はすべての大腸がん手術が開腹手術（10cm

以上の大きな創)で行われていましたが、2000年初旬から早期がんを対象に腹腔鏡手術が導入されるようになりました。この手術は、4〜5cmの小開腹と5〜10mmの小さな4か所の傷からカメラ、鉗子などを用いて行う方法で、術後の痛みが軽いため社会復帰が早く、患者さんの体に負担をかけないやさしい手術です。消化器外科では500例を超える大腸がんを腹腔鏡手術で行っており、近年では技術の進歩により、進行がんを含めた全大腸がん症例の70%以上を腹腔鏡手術で行っています。さらに下部直腸がんに対する究極の肛門温存手術や腹会陰式直腸切断術においても適応を拡大し、良好な成績が得られています。

人工肛門を回避する直腸がん手術

現在も多くの施設において、肛門に近い下部直腸がんに対して肛門も切除する腹会陰式直腸切断術が行われています。その場合は人工肛門を造設する必要があり、生活の質の低下は免れません。当院の消化器外科では、肛門を締める筋肉の切除により、根治度を低下させずに人工肛門を回避できる手術を行っています（図2）。この手術は高度の手術技術や知識を必要としますが、当科スタッフは十分な技量、経験を持っていますので、安心して手術を受けていただけます。

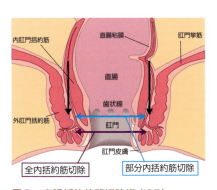

図2　直腸括約筋間切除術（ISR）

腹膜播種症例に対する最新治療法

大腸がんの転移の1つとして腹膜転移があります。腹膜転移以外の遠隔転移(肺・肝臓)は切除や化学療法が奏功し長期生存が得られる場合が多くみられますが、腹膜転移は切除や化学療法の効果は少なく、確立された治療法はない状態です。当院消化器外科で行っている腹腔内温熱化学療法（HIPEC）は、腹膜播種が散在する腹腔内を熱に感受性のある抗がん剤を

43℃に加温し、撹拌することによりがん細胞を死滅させる治療法です。1990年からHIPECを継続して施行しており、治療の効果、安全性を確立し、良好な成績を得ています。大腸がん腹膜播種の一般的な予後は、腹腔内全域に広がった症例では、生存期間中央値は約6か月とされていますが、当院の成績は約20か月と優れた成績が得られています（図3）。現在では県外施設からHIPECを希望され、当科を受診される患者さんも多数います。

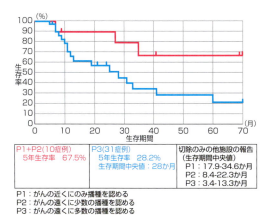

図3　大腸がん腹膜播種に対してHIPECを施行した症例の生存曲線

「暗黒の臓器」といわれる小腸をカプセル内視鏡とバルーン内視鏡でみる

小腸は、胃と大腸の間にあり、長さは6〜7mもあります。長く曲がりくねっているため内視鏡による検査が難しく、「暗黒の臓器」といわれてきました。しかし最近になり、カプセル内視鏡とバルーン内視鏡が登場し、状況が一変しました。カプセル内視鏡はこれまでの内視鏡検査のイメージを覆す、非常に簡単な検査です。デジタルカメラとバッテリー（電池）を1つにした2.5cmほどのカプセル内視鏡を口から飲みこむと、1秒間に2コマの速度で小腸内の画像を約10時間にわたって撮影します。カプセル内視鏡により発見された小腸の病変は、バルーン内視鏡によって精査・治療します。バルーン内視鏡は先端に取り付けられた風船（バルーン）を膨らませることによって、内視鏡を小腸の奥へ奥へと挿入することを可能にした特殊な内視鏡です。当院では原因不明の貧血、消化管出血、あるいは小腸腫瘍の精査・治療を目的として、カプセル内視鏡・バルーン内視鏡検査を積極的に行っています。

肝炎・肝がんの最高・最新の治療

消化器内科 根本 朋幸 講師
消化器外科 小練 研司 助教
消化器内科 中本 安成 科長・教授
消化器外科 五井 孝憲 科長・教授

C型ウイルス性肝炎治療の進歩

　肝炎を引き起こす肝炎ウイルスのうち、B型とC型は感染が持続すると慢性肝炎となり、肝硬変へ進行し、肝がん（肝細胞がん）の発症に至ります。国内において肝がんの原因として一番多いものは、C型肝炎ウイルスによるもので、全体の約70％を占めています。また、C型肝炎にかかっている人は150万人いると推定されていますが、治療を受けている患者さんは50～80万人にしかすぎず、自分がC型肝炎ウイルスに感染していることを知らない人も多くいると考えられています。

　これまでC型肝炎ウイルスを排除することは困難でしたが、2014年7月より画期的な治療薬が登場し、現在は7種類にまで増えています。これらは直接作用型抗ウイルス薬と呼ばれるもので治療効果がきわめて高く、また副作用がほとんどなく安全です。基本的に1日1回12週間の内服で95～99％のウイルスが消えてしまいます。この新しい直接作用型抗ウイルス薬によって、C型肝炎が撲滅される日も間近と考えられています。C型肝炎ウイルスが排除されると肝臓にがんが発症するリスクは低くなりますが、決して肝がんにならないわけではないので、定期的に画像検査（エコー〈超音波診断装置〉、CT、MRI）を受ける必要があります。

当院における肝がんの診療体制

　肝がんは、B型・C型肝炎ウイルスだけではなく、アルコールや脂肪沈着などによる慢性肝疾患をわず

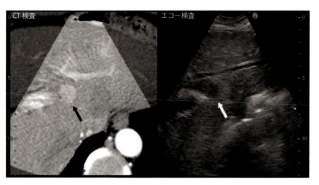

写真1　肝がん（左CT、右エコー リアルタイム表示）

らっている人がかかりやすいがんです。近年は減少傾向にはありますが、肝がんによって年間3万人の方が亡くなっており、依然として多いのが現状です。肝がんは肝臓全体が病気になっているので一度治っても再発することが多く、膵がんの次に治りにくいがんです（写真1）。肝がんの再発率は1年で18.6％、5年で72.0％と高率で、治療後も厳密なフォローアップが必要です。また、慢性肝疾患による肝機能の低下があると最適な治療が選択できなかったり、治療後に黄疸（顔や体が黄色くなること）や腹水（お腹に水が溜まること）といった肝不全（肝臓の機能が低下し症状が出ること）になったりすることがあります。したがって肝がんの治療を行うときには、肝がんの進行度（病期）と肝機能を考えて治療法を選ばなければなりません。

　当院では内科・外科を含めて、日本肝臓学会の指導医2人、専門医7人が在籍し福井県下で最大の診療体制であり、また放射線科とも密に連携しています。外科的手術、ラジオ波焼灼療法（RFA）、肝動脈化学塞栓療法などの治療方針の選択について十分に検討し、最高・最新の医療を安心と信頼の下で行っています。

最新のラジオ波焼灼療法（RFA）

　RFAは、肝がんに対して根治（がんが再発しない

ように根本から完全に治すこと）可能な治療法です。エコーで肝がんを観察しながら皮膚の表面から特殊な電極針を刺して、ラジオ波という高周波で発生させた熱で肝がんを焼く治療です。肝がんの中の温度がおよそ60℃以上になると、がん細胞は死滅します。RFAは肝臓に対する負担が少ないため、繰り返し行うことが可能です。

　当院では、正確かつ安全にRFAを行うために最新の画像診断技術および装置を導入しています。治療は、まず事前に行ったCTなどの肝がん情報をエコーに送りリアルタイムに同時表示して行います（写真1）。これによってエコーで肝がんをより確実に描出できることになり、また肝臓の中の血管と肝がんの位置関係が分かりやすく、針を刺すことが難しい場所にある肝がんであっても安全に治療することが可能です。さらに、1本の針だけでなく2～3本の針を同時に刺して治療可能な装置も使用しています。2～3本同時に用いることで、広い範囲を焼くことができるため、治療した部位からのがんの再発を減らすことにつながります（写真2）。

　日本肝癌研究会の報告（2014年）では、RFAを受けた肝がん患者の5年生存率（治療後5年生存している割合）は57.7％ですが、当院消化器内科の成績は71.8％と標準的な治療成績を上回っています。

内部には多数の大小の血管が走行しています。そのため、手術を行うときには切除予定の腫瘍（しゅよう）がある肝臓の領域の血管のみを切離し、残す方の肝臓については確実に血管を残すことが重要となってきます。そこで消化器外科では肝機能の温存、さらに血管や胆管走行を詳細に把握するために、肝臓の手術を行うすべての患者さんにおいて肝切除の3Dシミュレーションを行っています。これは手術前に1mm厚ととても細かく撮影したCT検査の画像データから専用のコンピュータを用いて解析を行う方法です。特に肝がんの手術の場合には、門脈という肝臓の血管を根本で切って、その血管の肝臓領域を切除する必要があるので、肝臓全体を100％とした場合、どの血管を切ると何％の肝切除になるかということを、立体画像を作成して手術前に細かく検討します。

安全な肝切除術の実際の施術例

　「写真3」は1例ですが、紫色と桃色が肝臓内を走行する血管で、赤色が腫瘍、その周りを囲む緑色が切除する予定の肝臓の領域となり、この場合は約23％です。正常な肝臓の場合は、およそ70％までの切除が可能ですが、慢性肝炎や肝硬変の方ではそこまで大きく切除することはできないため、可能な限り肝臓を残すための精密なシミュレーションがより重要になってきます。また患者さんの肝臓は一人ひとり大きさや形が異なりますから、手術を行う医師が直接画像作成を行うことで、これから手術する患者さんの肝臓の立体構造を正確に把握することが可能となり、良好な手術成績につながります。

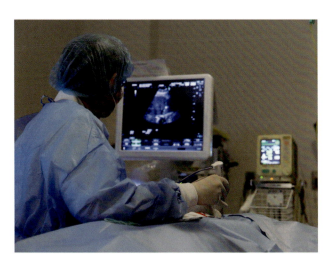

写真2　経皮的ラジオ波焼灼療法（RFA）

3Dシミュレーションを用いた安全な肝がんの外科治療

　肝臓は胃や腸と違って中身が詰まった臓器で、また

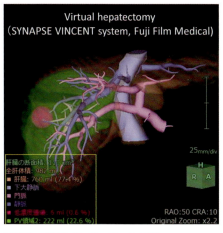

写真3　3Dシミュレーション画像

乳がんの最新治療

乳腺・内分泌外科 前田 浩幸(まえだ ひろゆき) 科長・准教授

乳がんとは

　がんにかかる方は、毎年増加しており、生涯で約半数の方ががんに罹患するようになりました。乳がんは、女性が罹患するがんの中で、最も頻度(ひんど)が高く、この20年間で2倍に増加し、急速に増えています。特に、40～50歳代の働きざかりの女性に多く、75歳未満のがん死亡の第1位です。40歳からは、乳がん検診を2年に1回、定期的に受けることが早期発見につながります。また、乳がんにかかった場合には、再発しない治療が必要となります。そこで、乳がんの再発を少なくする当科での最新治療を説明します。

乳がんの治療

　乳がんの治療は、手術、放射線治療、薬物治療(ホルモン剤、抗がん剤、抗体治療薬)があります。乳がんの乳房内の広がり方や、リンパ節の転移状況で手術治療と、放射線治療が決まります。また、患者さんの年齢や、乳がんの進行度(病期、ステージ)と乳がんの性質を調べて、薬物療法が決まります。現在、これらの治療を組み合わせて、乳がんの治療を行っています。

　当科では、2003年から米国の「NCCN乳がん治療ガイドライン」にもとづいて乳がん治療を行ってきました。その結果、当科で治療を受けた患者さんの乳がん5年生存率は、2002年以前と2003年以降で比較したところ、82%から93%へ有意に改善していました(図1)。

当科での最新治療

1．手術治療
●乳房の手術

　乳房を一部残す乳房温存切除と、乳房を全部切除する乳房切除術があります。乳房温存手術で大切なことは、部分切除した乳腺の端にがんの遺残(取り残し)がないことです。以前は、乳腺断端部の少量のがんの遺残は、放射線治療や、薬物治療で再発を抑えることは可能と思われていましたが、乳腺断端の再発により、肺や骨などの遠隔臓器へ転移する危険性が高くなり、予後(治療経過)に影響を与えることが明らかになってきました。

　当科では、乳がんの乳房内の広がりを、マンモグラフィー、超音波検査、MRI、CTを用いて診断し、乳房温存手術が可能であるかを決定したり、温存手術をする前に、乳腺切除範囲を慎重に決定しています。放射線治療を併用した乳房温存手術を、2000～2016年までに246例行っていますが、乳房内再発を認めていません。

　また、やや広く乳房を部分切除する必要があって、整容性(外観)に不安がある患者さんには、形成外科の先生によって、背中の筋肉を、前胸部に移動させる広背筋皮弁手術(こうはいきんひべんしゅじゅつ)を乳腺温存手術と同時に施行し、温存乳房の変形がなくなるようにしています。乳房温存手術を施行する割合は、全乳がん手術の48%でした。

　乳がんのしこりが大きい場合や、乳腺内に乳がんが広範囲に及んでいる場合には、乳房を全部とる乳房切除術を行っています。乳房切除後の乳房再建手術(乳房の形を元通りに再現する手術)が保険適用となり、当院では形成外科の先生が、乳がん手術と同時に乳房再建手術を行っています。

パート1 　安心と信頼の病院をめざして

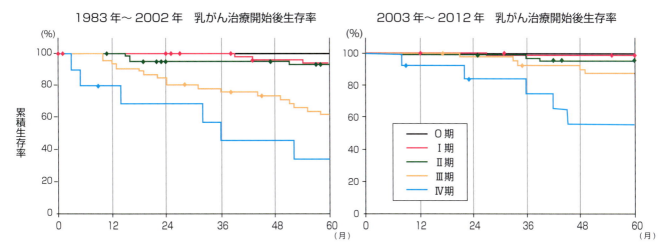

図1　当科で治療された乳がん患者さんの5年生存率

　再建手術の方法には、シリコンインプラントと呼ばれる人工物を使用する場合と、患者さん自身の下腹部の皮膚と脂肪を用いる場合の2通りあります。同時に再建手術が可能であるのは、乳がんの病期（進行度）が、0期、Ⅰ期またはⅡ期の乳がん患者さんです。乳がん治療を優先したいと思われる患者さんは、後日再建手術を受けることも可能です。乳房再建手術を希望される患者さんは、再建手術を受けるかどうかの決定を、形成外科の先生と十分に話し合うことが大切です。

●腋窩リンパ節の手術

　乳がんは最初に、腋窩のリンパ節に転移します。その頻度は、手術を受ける乳がん患者さんの3割から4割くらいです。腋窩リンパ節に転移があるかどうかを調べる方法に、センチネルリンパ節生検があります。センチネルリンパ節は、約10〜20個ある腋窩リンパ節の中で、最初に乳がんが転移するリンパ節のことをいい、日本語では見張りリンパ節とも呼ばれます。乳がん手術中に、このリンパ節を1個または数個摘出して病理検査へ提出します。

　病理検査では、摘出したリンパ節を2mmの厚さで細かく切り、その断面を顕微鏡で検査します。小さいリンパ節転移も診断可能です。30分くらい経過すると、転移があるリンパ節か、転移のないリンパ節かが手術中に判定されます。リンパ節転移がない場合、または2mm以下の小さいリンパ節転移がある場合には、周囲のリンパ節に転移がないと判断され、腋窩リンパ節郭清（腋窩リンパ節を広く摘出する手術）を省略しています。その結果、リンパ浮腫と呼ばれる上肢の腫れやしびれ、痛みがなくなり、手術後の生活に支障がなくなります。

　一方、センチネルリンパ節に2mmを超えるリンパ節転移がある場合、または手術前に明らかにリンパ節が腫れている場合には、乳がん手術と同時に腋窩リンパ節郭清を行います。この手術により、転移を認めるリンパ節の個数が分かるため、正確な乳がんの病期（進行度）が決定できます。この情報をもとに、全身再発予防のための抗がん剤治療や、腋窩リンパ節郭清

で切除できない鎖骨上リンパ節の再発予防のための放射線治療を選ぶかどうかの判断が可能になります。

当科では2003年から、腫瘍の大きさが5cm以上または、腋窩リンパ節転移が4個以上の乳がん患者さんに、予防的に、乳房切除後の放射線治療を診療ガイドラインに沿って行いました。その結果、現在まで、腋窩リンパ節郭清を施行した患者さんの中で、腋窩リンパ節再発した患者さんはいませんでした。腋窩リンパ節郭清を受けた患者さんの5割程度には、軽度のものを含め、上肢のリンパ浮腫を認めているという報告があります。

当院では、乳がん手術後に理学療法士が、上肢のリハビリ治療を行っています。また、乳がん認定看護師が、このリンパ浮腫を治す治療（「リンパ浮腫ケア外来の活動」147ページ参照）を外来で行っています。乳がん検診を受けて、乳がんを早期発見し乳房温存手術や、センチネルリンパ節生検のみで手術を行えれば理想的です。

2．薬物療法
●ホルモン療法

乳がん全体の7～8割の患者さんの乳がん細胞には、女性ホルモンが結合できる、エストロゲン受容体、またはプロゲステロン受容体があります。このような乳がんには、女性ホルモンの働きを抑えるホルモン療法を行います。副作用が少なく、薬が効いている期間が長いため、乳がん術後の再発予防や、再発後の治療に大変有効です。

当科では、転移や再発乳がんの患者さんを対象に、エストロゲンを用いたPET検査を臨床試験で行っています。患者さんにエストロゲンを投与し、乳がん転移腫瘍のエストロゲン受容体に結合したエストロゲンを分子イメージングで画像化します。体に散在する乳がん転移腫瘍にエストロゲン受容体が存在すれば、その部分が黒く映り、ホルモン療法の効果が期待できます。転移腫瘍から組織を採取しなくても、エストロゲン受容体の存在を知ることができます。現在まで良い結果が出ており、臨床応用に向けて、このエストロゲンを用いたPET検査を継続しています。

●化学療法

腋窩リンパ節転移のある乳がん患者さんは、再発する危険性が高くなるために、抗がん剤で再発を予防しています。約3～4割の方に再発を予防できる効果が期待できます。

乳がんの抗がん剤は、主に2種類でアントラサイクリン系とタキサン系があります。これらの薬剤の有効性を予測する検査では、現在、保険適用のものはありませんでした。当科では、トポイソメラーゼⅡと呼ばれるたんぱく質が乳がんの細胞に存在する患者さんには、アントラサイクリン系抗がん剤が有効だという研究報告があるため、抗がん剤治療を受ける患者さんごとに、トポイソメラーゼⅡが存在するかどうかを調べました。

トポイソメラーゼⅡのある患者さんには、アントラサイクリン系抗がん剤を主に投与し、トポイソメラーゼⅡの存在しない患者さんには、アントラサイクリン系以外の抗がん剤を主に投与しました。その結果、予後（治療経過）が悪いとされているトリプルネガティブ乳がん（ホルモン受容体とHer2の両者がない乳がん）とHer2陽性乳がんにおいて、再発する患者さんが大変少なくなりました。また、アントラサイクリン系抗がん剤の副作用を軽減させることができましたので、日本乳癌学会で発表しました。Her2陽性乳がんに対する分子標的薬も保険適用に沿って化学療法と併用し、再発しない治療を行っています。

3．遺伝性乳がん・卵巣がん患者さんのカウンセリングと遺伝子検査

親から受け継いだ遺伝子の中に、BRCA1/2遺伝子があり、その遺伝子に変異があると乳がんと卵巣がんになりやすい体質になり、その頻度は400人から500人に1人の割合ということが分かってきました（図2）。若年発症、血縁者に乳がん・卵巣がんの方が複数いる、または膵がん、前立腺がんの方も多い、両側の乳房にがんができるなどの特徴があります。

当科では、このような特徴のある乳がん・卵巣がん患者さんとその家族の希望者に、遺伝カウンセリングを行っています（表）。遺伝性の乳がん・卵巣がんの特徴、若年発症を考慮した乳がん・卵巣がんの早期発見を目的とした定期検査、患者さんの家族歴から予測

されるBRCA1/2遺伝子変異のある確率、血縁者への遺伝子変異が受け継がれる確率、乳がん・卵巣がんの予防手術、BRCA1/2遺伝子検査の利点と欠点について、臨床遺伝専門医が説明しています（図3）。

保険適用がないため、自費診療となりますが、遺伝カウンセリングは1回1時間5000円で受け付けています。この遺伝カウンセリング・遺伝子検査を受けることにより、通常の乳がん検診（40歳以上）では発見できない乳がん・卵巣がんを早期に発見でき、若い生命を守ることができます。最近では、BRCA1/2遺伝子以外の遺伝子変異でも、乳がんを若年から発症することが分かってきており、リフラウメニ症候群、Cowden（カウデン）症候群、リンチ症候群の遺伝カウンセリング、遺伝子変異陽性者への定期検査を準備しています。

以上、当科での乳がんの最新治療を説明しました。乳がんに罹患しても治癒を希望される患者さんに選んでいただける病院を目指して、今後も努力いたします。

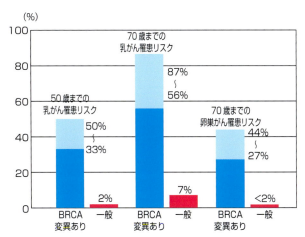

図2　BRCA遺伝子変異と乳がん・卵巣がんリスク

●45歳以下で診断された若年者乳がんの方
●60歳以下で診断されたトリプルネガティブ乳がんの方
●2個以上の乳がん腫瘍がある方
●卵巣がんの方
●男性乳がんの方
●乳がんを発症したことがあり、かつ以下の内容にあてはまる血縁者（第1度・第2度・第3度近親者）がいる方 ・50歳以下で乳がんを発症 ・卵巣がんを発症 ・乳がんまたは膵がん、前立腺がんを発症（2人以上）

（NCCN「乳癌および卵巣癌における遺伝学的／家族性リスク評価」をもとに作成）

表　遺伝カウンセリングを勧められる方

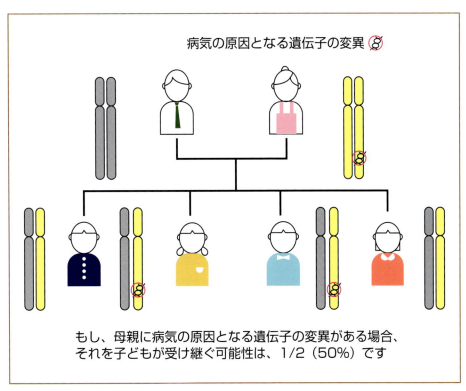

図3　常染色体優性遺伝　　（FALCOバイオシステムズ「遺伝カウンセリングBRCA1/2遺伝子検査説明Ver.4.」をもとに作図）

進化を続ける乳房再建術

形成外科　中井 國博（なかい くにひろ）　科長・准教授

乳房部分切除術でも、乳房変形は生じる

　乳がん治療の進歩によって乳がんの切除範囲を縮小できる例もあり、乳房温存手術により乳房の形態が維持される場合も出てきました。とはいっても、がんの根治のためには乳房の切除は必要になります。乳房温存手術はあくまでも部分切除術であり、切除量が増えるに伴い変形が生じることは避けられません。乳がん切除手術により、乳房の変形や欠損が起こりうると認識しておいてください。乳房の変形や欠損は、日々の生活で目の当たりにすることになるので、がん治療と割り切って受け止めにくいところがあります。乳がん切除後の乳房再建手術は日々進歩しています。再建手術により、乳房のふくらみを取り戻すことで人目を気にすることなく、治療に前向きに向き合えるようになっていただきたいと考えています。

乳房再建の時期

　乳房再建術を行う時期として、乳がん手術と同時に行う一次再建と乳がん手術とは別で後から行う二次再建があります（表）。

一次再建	二次再建
乳がん手術と同時に行う	乳がん手術と別に行う
乳房変形期間がない	乳房変形期間がある
がんと再建を同時に相談	再建のみを相談
欠損の把握が容易	術後の変形あり

表　再建時期

①一次再建

　乳がん手術と同時に行う一次再建術は、乳房欠損となる期間がなく乳房喪失感はありません。欠損の把握も容易であり、再建手術の計画も立てやすいです。術前に切除範囲が確定している場合には非常にいい方法です。ただ、乳がんと乳房再建について、術前の少ない時間の中で同時に考えなければならず精神的に余裕は少なくなります。

②二次再建

　乳がん手術とは別で後から行う二次再建は、乳がん治療に専念することができます。また、乳房再建する時期に再建手術だけを十分に考えることもできます。術前に切除範囲がはっきりしない場合には、二次再建の方がより安心して再建術を受けていただける印象を持っています。ただ乳がん切除と別に行うため乳房欠損の時期があります。また、術後に乳房の変形をきたすために欠損の正確な把握が難しい場合があり、再建手術の計画もその分入念にしなくてはいけなくなります。

再建方法は2種類

　乳房再建手術は、自分の体の一部（自家組織）を移植する方法と人工乳房（シリコンインプラント）を用いる方法の2通りあります。

①自家組織を用いる方法

　自家組織を移植する方法は、皮膚・脂肪・筋肉などが余裕を持ってある部分から、その一部を乳房欠損部分に移植させます。血流がある状態を保ったままで移植するので、再建乳房は自然な軟らかさや温かみを持ちます。腹直筋皮弁法（ふくちょくきんひべんほう）もしくは広背筋皮弁法（こうはいきんひべんほう）を選択することが一般的です。

a．腹直筋皮弁法

　腹直筋皮弁法は、下腹部にある腹直筋という筋肉

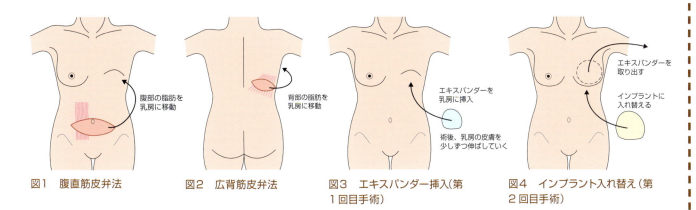

図1 腹直筋皮弁法　　図2 広背筋皮弁法　　図3 エキスパンダー挿入（第1回目手術）　　図4 インプラント入れ替え（第2回目手術）

と、その上にある脂肪を用いた再建法です（図1）。利点は、十分なボリュームが得られること、さまざまな乳房の形態に対応できること、傷跡が下着に隠れることです。欠点は、手術時間が長くなること、出産には不向きであることです。

b．広背筋皮弁法

広背筋皮弁法は、脇の下から背中にかけてある広背筋という筋肉と、その上にある脂肪を乳房欠損部分に移動させます（図2）。利点は、乳房の形を作りやすいことと、傷跡が衣服に隠れることです。欠点は、十分なボリュームが得られないことです。

②人工乳房による方法

シリコンインプラントを用いる方法は、体の他の部分を傷つけないことやインプラントの選び方で大きさや形の調整が可能なことが利点です。欠点は、人工物であるため自家組織による再建乳房と比べるとやや硬く温かみに欠けること、インプラントの耐久性の問題で10～20年で入れ替える場合もあることです。それに加え、乳がん切除後の乳房欠損部は皮膚が不足しているので、乳房インプラントを用いた再建術は手術が2回必要になります。

1回目の手術で、ティッシュ・エキスパンダーという膨らませることができる風船のようなものをしぼませた状態で乳房欠損部の筋肉の下に挿入します（図3）。術後に食塩水を少しずつ注入して、エキスパンダーを膨らませ、乳房欠損部の皮膚を伸ばしていきます。十分に乳房の皮膚を伸ばした後、2回目の手術でエキスパンダーを取り出し、乳房インプラントに入れ替えます（図4）。

乳房切除量に応じた再建術の選択

切除量が20%以下の場合では、乳房温存手術で乳房形態に大きなひずみはなく、おおむね対応できます（図5）。切除量が30～50%になると、乳房切除が大きくなり、乳房が変形することは避けられなくなります。この場合は、ボリューム自体はそれほど必要としないので広背筋皮弁法で対応できます。切除量がすべてになると乳房欠損状態になります。十分なボリュームが必要となるので腹直筋皮弁法やシリコンインプラントを用いる方法で対応します。

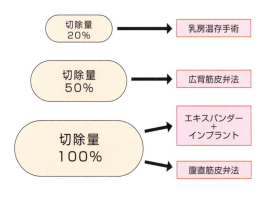

図5　乳房再建術の選択

乳腺外科と形成外科の連携が密です

当院では、乳腺外科医と形成外科医が連携を密にとりながら、安心して治療を受けていただける体制をとっています。シリコンインプラントを用いた手術も、保険診療で受けられるようになり、乳房再建手術を受けていただく環境は格段によくなっています。悩まれている場合は、遠慮なく相談してください。

明日の健康寿命延伸のために今日の腎臓をいたわる専門診療科

腎臓内科　糟野 健司（かすの けんじ）　副科長・准教授

腎臓内科　岩野 正之（いわの まさゆき）　科長・教授

血液濾過と全身ホルモン調節

　腎臓には大きく分けて2つの働きがあります。

　1つ目は、血液を濾過して体に不要な老廃物や余分な塩分を尿として体の外へ追い出し、逆に体に必要なものは再吸収して体内に留める働きをして血液をきれいな状態に保つ働きです。酸とアルカリの出入りを調整して、血液を中性に保つ役割も担っています。

　2つ目は、必要に応じてさまざまなホルモンや活性型ビタミンを作る働きです。腎臓が作るホルモンには、体の中の酸素の量を感じ取って必要に応じて赤血球を作る量を決めるエリスロポエチンというホルモンや、血圧を調節するレニンというホルモンがあります。また、ビタミンDを活性型にすることにより腸管でのカルシウムの吸収量を決めています。

　つまり、腎臓は血液をきれいに保つのと同時に、電解質や酸性とアルカリ性、血液中の酸素量、全身血圧など体全体のバランスをちょうど良い状態に調節して、心臓や脳などの各臓器が働きやすい状態に維持する縁の下の力持ちといえます（図1）。

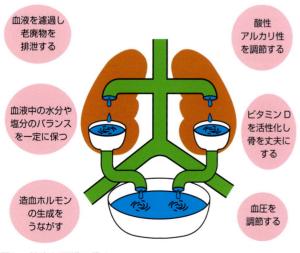

図1　健康な腎臓の働き

死に至ることが多い急性腎障害

　腎臓の病気は起こる速さで、急性腎障害と慢性腎臓病の大きく2つに分けられます。

　急性腎障害は、2日以内に急激に腎機能が低下する状態で、尿が減ったり全く出なくなったりします。熱中症、脱水、心筋梗塞、肺炎などの感染症、手術後に合併する場合や、造影剤、抗生物質、鎮痛剤など、さまざまな薬剤に対するアレルギーや血流障害が腎臓に起こる薬剤性急性腎障害の場合があります。骨盤内の腫瘍などによる尿路閉塞も急性腎不全の原因となります。昔は治る病気と考えられていましたが、現在では後遺症を残すことが多いと考えられています。多臓器に合併症が起こった場合には、死に至ることも多い病気です。

　当院では、24時間365日でオンコール体制を整えており、早期に発見し原因究明を行い原因に基づいた治療をいち早く開始できるようにしています。

健康寿命を縮める慢性腎臓病

　体全体のバランスを保つ縁の下の力持ちである腎臓が調子を崩すと、見えないところで全身にさまざまな影響が出てきます。腎臓に病気がない健康な人でも高齢になると、腎機能は自然に低下します（図2の青線）。国内の平均寿命が伸びる中、腎臓が悪くなる人が増え、成人の8人に1人が慢性腎臓病と考えられています。このことから慢性腎臓病は、新たな国民病といわれています。

　慢性腎臓病の場合、機能が低下した腎臓は元には戻らないといわれています。このため、早期発見・早期治療を行って、腎臓の機能を低下させないことがとても重要です。腎臓の働きが悪くなると血液の濾過が不

パート1 安心と信頼の病院をめざして

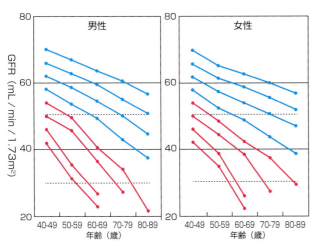

（『日本腎臓学会 CKD 対策委員会疫学 WG,2006』をもとに作図）

図2　加齢に伴う腎機能（GFR）低下のシミュレーション
赤線：糸球体濾過率 50 未満の患者さんは、腎機能が 2 倍以上の速さで低下します

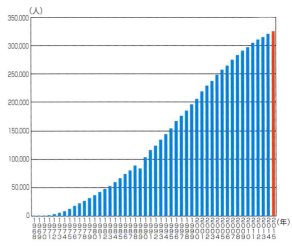

図3　増え続ける透析患者　　（『日本透析医学会2015 年』をもとに作図）

十分となり、老廃物や毒素が体に蓄積し尿毒症になります。活性型ビタミンDが低下し骨が弱くなり、エリスロポエチンが十分に作られず貧血になります。血圧が高いときは、腎臓で塩分と水分の排出量を増加させることで血圧を下げます。血圧が低いときは、腎臓で塩分と水分の排出量を減少させて血圧を維持します。腎臓が悪くなると、これらの体液量調節がうまくいかなくなり、高血圧になることが知られています。高血圧は腎臓を障害し、腎臓の働きをさらに悪化させるため悪循環となってしまいます。

これらは自覚症状には現れにくく、症状が全くないため病気に気づかない患者さんも多くいます。しかし、ある日突然に相乗効果で心臓病、脳梗塞、足の壊疽などの形になって現れ、健康寿命を縮める原因となっています。

腎臓を長持ちさせるための取り組み

当院での慢性腎臓病の治療は、原疾患の治療に加えて、禁煙、食事療法、薬物治療による血圧の管理や糖尿病、脂質異常症などの治療を総合的に行います（写真）。生活習慣指導、食事指導、薬剤説明、社会保険制度の説明を一括して患者さんに指導するために、医師、病棟看護師、薬剤師、管理栄養士、ケースワーカー、透析室スタッフが1つのチームとなり、教育入院を行っています。

普段、病院にかかっていない人たちにも腎臓病を知ってもらい、皆さんの腎臓が長持ちするよう、毎年「世界腎臓デー in 福井」を行い無料の生活指導や相談コーナーがあります。各地で同じような取り組みが行われ、実際に国内で腎臓病の認知度が上がり、これまで増加の一途だった糖尿病による透析患者の増加が2008 年から横ばいになっています（図3）。

先進医療として、初期の糖尿病性腎症（クレアチニン値2mg/dl 以下）に対し、LDL 吸着療法を行って腎障害を改善させる試みも行っています。早期の慢性腎臓病に対しては、年間約 50 例の腎生検を行い原因究明し、疾患特異的な最新治療を行っています。微小変化型、巣状糸球体硬化症、膜性腎症などのネフローゼや顕微鏡的多発血管炎（ANCA 関連血管炎）に対しては、リツキシマブを用いた最新の治療を積極的に行い、従来療法よりも副作用の少ない結果を得ています。難病指定疾患となったIgA 腎症、紫斑病性腎炎（IgA 血管炎）にはステロイドパルス療法や必要により扁桃腺摘出療法を行っています。常染色体優性多発性囊胞腎やファブリー病などの遺伝性疾患も専門外来で対応しています。

当院腎臓内科では、腎臓を長持ちさせることで患者さんの健康寿命を延ばす努力をしています。

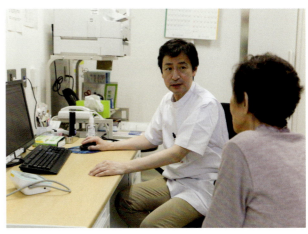

写真　腎臓を長持ちさせる外来診療

手術支援ロボットで行う低侵襲手術

泌尿器科 **伊藤 秀明** 副科長・准教授

泌尿器科 **横山 修** 科長・教授

患者さんにやさしい低侵襲手術

体に負担の少ない、患者さんにやさしい手術が低侵襲手術です。皮膚の切る範囲を減らし、出血を少なく、手術時間を短くすることで実現します。その中心が腹腔鏡手術です。腹腔鏡手術は体に数か所の小さな穴をあけ、お腹に内視鏡を挿入して行います。当科では、腹腔鏡手術の技術認定医を中心に、2016年には100例を超える腹腔鏡手術を施行しました。

ロボット手術

ロボット手術は腹腔鏡手術をより安全に、容易に行うために開発されました。ロボットが自動的に手術を行うわけではなく、操作するのはロボット手術に関する認定を受けた医師です。手術支援ロボット「ダヴィンチ」は内視鏡カメラやメスなどを装着したアームを医師がモニターを見ながら操作する機械です（写真1）。アームは人間より精細で自由に動き、手ぶれもないために難易度の高い手術も可能となります。

ロボットが支援する前立腺がん手術

前立腺がんは2015年には日本人男性で、新たに診断される患者数が最も多いがんとなりました。ロボット手術は国内では前立腺がんに対する保険診療が、ほかのがんに先駆けて2012年に認められました。当院では、2013年にダヴィンチを福井県内で初めて導入しました。

前立腺がんの手術は前立腺を全て摘出します。腹腔鏡手術は開腹手術に比べて出血量が少なく、狭い骨盤内にある前立腺を取り残す危険が減る一方、高い技術が求められます。当然のことですが、前立腺がんの手術治療は「正確に摘出すること」が大切です。ロボットの鮮明な3次元の映像（写真2）や、細かく正確な動き（写真3）によって正確な摘出が可能になります。

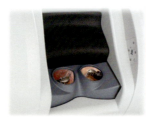
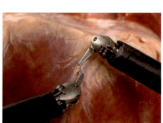

写真2　鮮明な3D映像
（Intuitive Surgical社より提供）

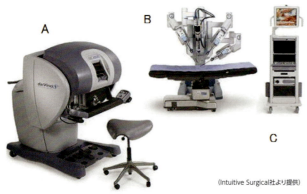

写真1　手術支援システム
A：操縦機、B：患者カート、C：モニター
（Intuitive Surgical社より提供）

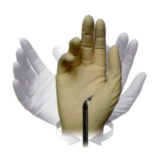
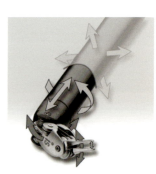

写真3　自由度の高い鉗子
（Intuitive Surgical社より提供）

ロボット手術のメリット

ロボットが最も威力を発揮するのが縫う操作です。前立腺を摘出した後、膀胱（ぼうこう）と尿道を縫いつなぐのは難易度の高い手技ですが、ロボットを使うと複雑な操作が可能になるため、丁寧で正確に縫合することができます。

ロボットの細かな操作により、前立腺のすぐ下にある尿漏れを防ぐ筋肉「尿道括約筋（かつやくきん）」の損傷も少なくできます。これにより尿漏れの頻度（ひんど）や回復期間の短縮ができます。前立腺のそばにある勃起神経も一般的には一緒に取りますが、術後の勃起機能温存のために、可能な患者さんには神経を温存する術式があります。温存する場合は正確なロボット操作が有効となります。

ここが最高

当院では前立腺がんに対して2016年までに130例以上のロボット手術を行いました（写真4）。ロボットの導入により手術時間が短縮され、輸血もほぼ不要となりました。術後の痛みが軽く、手術翌日から食事、歩行が可能であり入院期間も短縮されています。

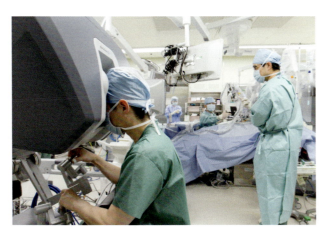

写真4　手術風景　左前が術者

腎がんに対する低侵襲手術

腎がんの根治的な治療は手術です。かつては開腹で病側の腎臓を全て摘出する手術が行われていました。その後、低侵襲な腹腔鏡手術に移行してきました。大きな腎がんの場合には開腹しないと取れませんが、がんの大きさがある程度までの範囲に留まっていれば、腹腔鏡手術が可能になったのです。

一方、早期発見の腎がんは、がんだけを切除して正常な腎組織は温存する手術が、腎臓全体を摘出する方法と治療成績に差がないことが分かりました。そのため小さな腎がんの手術は、がんの部分だけを切除する腎温存手術に変わり、さらに腹腔鏡を用いた部分切除が広まりました。

ロボットが支援する腎がん手術

腎臓は血流が豊富なため、部分切除の際には迅速な止血操作が重要です。また、切除した部分を縫いますが、縫合手技が難しいことも腹腔鏡を用いた部分切除術の課題です。

ロボット手術は、従来の腹腔鏡手術に比べて、切除や止血、縫合の正確さやスピードが圧倒的に違うため、これらの課題を克服できます。2016年4月からロボットを用いた腎がんの部分切除手術が保険適用になりました。

腎がんを切除する際は、腎臓の大きな血管である腎動脈を遮断して、出血しないように血流を止めてから切除しますが、血流を止めている時間は短いほど腎機能は温存されます。ロボット手術は操作が速いので、従来の腹腔鏡手術より遮断時間を明らかに短縮することができます。

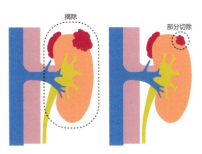

図　腎摘除術と腎部分切除術

ここも最高

腎がんはきちんと取り切れば治療後の経過が悪いがんではありません。ロボット支援によりがんを確実に取り、術後の腎機能をなるべく多く残すことが患者さんのメリットとなります。これまでは、がんの大きさや場所の問題のため部分切除が困難で、病側の腎臓を全て摘出せざるを得なかったがんでも、ロボットの導入により部分切除を受けるチャンスが広がりました。

難治性過活動膀胱に対する新たな治療

泌尿器科 **松田 陽介** 講師

泌尿器科 **横山 修** 科長・教授

難治性過活動膀胱について

過活動膀胱は、突然に起こる我慢できないような強い尿意（尿意切迫感）を主な症状とする病気です。トイレの回数が多く、尿失禁でお困りの患者さんも少なくありません。年齢とともに過活動膀胱の患者さんは増加し、60歳代で10人に1人、70歳代では5人に1人が該当すると考えられています。

これまでの治療は飲み薬や貼り薬を中心に、生活習慣を見直したり、膀胱に尿を溜める訓練を行ったりするものでした。しかしながら、治療を続けても症状が十分に良くならない患者さんや、持病や副作用で治療を続けられない患者さんもおられます。そのような方への良い治療法が国内にはありませんでした。

難治性過活動膀胱の治療

このような難治性の患者さんに対し、欧米ではボツリヌス毒素の膀胱壁内注入療法、神経変調療法が行われています。いずれも低侵襲な（体への負担が少ない）治療となります。国内でもこれらの治験や治療が始まる見込みとなりましたので本項で説明します。

①**ボツリヌス毒素膀胱筋層内注入療法（図1）**

この薬は筋肉を緩める作用がありますので、膀胱の不随意な収縮を抑えます。国内ではすでに眼瞼痙攣の治療などに使用されています。過活動膀胱では内視鏡を用いて膀胱の中から膀胱壁に細い針で薬を注射します。この治療法は、有効性と安全性を確認するための治験が当院を含め複数の医療機関で実施されており、今後普及することが期待されます。

②**神経変調療法**

この治療法は電気や磁気で神経を刺激し、その働き

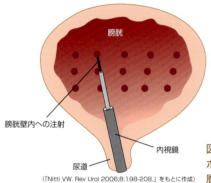

図1 ボツリヌス毒素膀胱筋層内注入療法
（「Nitti VW. Rev Urol 2006;8:198-208.」をもとに作成）

を整えることで過活動膀胱の症状を改善させると考えられています。国内ではごく一部の医療機関で磁気刺激療法が行われていましたが、仙骨神経刺激療法（図2）を行うことが可能となります。

この治療ではまずX線テレビで確認しながら臀部の神経近くに刺激電極を埋め込みます。試験刺激期間に治療効果を確認できれば、刺激機械を体内に埋め込みます。2回の手術を必要としますが、治療効果はボツリヌス毒素よりもずっと長く続きます。

手術治療を好まない、または受けられない患者さんもいらっしゃると思いますが、当院では、ほとんど侵襲がない経皮的電気刺激療法も臨床研究として行っています。興味のある方は泌尿器科外来松田（月曜）、青木（水曜）、横山（木曜）までご相談ください。

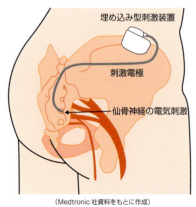

図2 仙骨神経刺激療法
（Medtronic社資料をもとに作成）

パート1　安心と信頼の病院をめざして

骨盤臓器脱と尿失禁の最新治療

泌尿器科　福島 正人（ふくしま まさと）　助教

泌尿器科　横山 修（よこやま おさむ）　科長・教授

骨盤臓器脱に対する最新治療

　股間を触ったときに、膣からピンポン玉のようなものが飛び出していたら骨盤臓器脱かもしれません。おしっこの出が悪かったり、失禁したり、挟まったものがこすれて出血したりします。一番の症状は股に何かがある不快感です。

　骨盤臓器脱とは膀胱や子宮、直腸が膣から飛び出している状態です。子宮を摘出した後も膣の断端が飛び出してくることもあります。

　当院では膀胱脱や子宮脱だけでなく、子宮摘出後の脱に対しても治療を行っています。骨盤臓器脱の治療法としてはリングペッサリーでの温存療法や膣壁形成術のほかに、主としてメッシュを使用した手術を行っています。

　メッシュを使った手術としては、下垂した臓器を下から支えるTVM手術や、下垂した膣を引き上げる腹腔鏡下膣仙骨固定術（LSC）を行っています。

　メッシュを使用した手術は耐久性が高いため再発しにくいといわれています。

　近年、腹腔鏡下膣仙骨固定術が主流となってきています。お腹に4つほどの小さい穴をあけて行う手術です。術後の痛みは少なく、出血も少ないです。膀胱と膣、直腸と膣の間にメッシュを挿入して固定します（図）。続いて膣に固定したメッシュを引き上げて、仙骨と言われる骨盤の靭帯に糸で固定します。このメッシュが下垂する臓器を支えることで脱が治り、手術の翌日には不快感なく歩けるようになります。

尿失禁について

　初期のものならば骨盤底筋体操や内服薬で治療します。

　手術を要するひどい尿失禁に対してはTOT／TVT手術を行っています。これは尿道の裏にメッシュを挿入し、お腹に力を入れても漏れないようにする手術です。

女性泌尿器科外来について

　女性泌尿器科外来は、女性に対してのみ診察を行っており、女性医師も在籍して受診しやすい雰囲気となっています。年に数回、骨盤臓器脱と尿失禁の電話相談も行っています。開催日時は新聞に告知されます。受診していただくことが一番ですが、不安な方はその期間に電話してください。

　排尿障害や骨盤臓器脱は命に直結する病気ではありませんが、日常の生活に支障をきたす病気です。同じ病気で悩んでいる方は、思っているよりもたくさんいらっしゃいます。勇気を出して受診してください。悩みを一緒に解決しましょう。

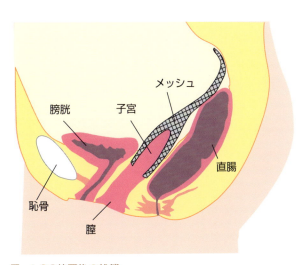

図　LSC終了後の状態
メッシュが膀胱と膣、直腸の間に挿入され仙骨にメッシュが固定されている

膠原病は早期発見・治療が重要！

皮膚科 長谷川 稔（はせがわみのる）科長・教授

膠原病とは

　膠原病とは、全身の複数の臓器に炎症や血管の病変をきたしてくる慢性の難治性疾患で、リウマチ性疾患とも呼ばれます。膠原病の中で最も多い疾患が、関節を主体に炎症を生じる関節リウマチです。しかし、ほかにもいくつかの疾患が膠原病に分類されます。

　膠原病の中でも、全身性ループスエリテマトーデス（SLE）、全身性強皮症、皮膚筋炎などでは皮膚症状で気づくことも少なくありません。また、皮膚症状で苦しめられ、それに対する治療が必要になることもあります。このため、当科では皮膚科医でありながら膠原病を専門にする私を中心に、膠原病専門外来を設けて診療を行っています。膠原病では、早期に診断して最初にしっかりした治療を行うことが重要になります。以下にこれらの代表的な膠原病について解説します。

●全身性ループスエリテマトーデス

　若い女性に発症することが多く、原因不明の発熱や関節痛などで始まります。その際に、しばしば両頬に紅斑と呼ばれる赤色の病変や脱毛がみられます。半数以上の方では、腎臓などの内臓にも病変が生じます。診断には血液検査が役立ちますが、皮膚症状も早期発見の重要な手掛かりとなります。診断が確定すると、症状の程度に応じて、ステロイドや免疫抑制薬などの薬で治療することになります。また、最近ではヒドロキシクロロキンという免疫調整薬が軽症例から重症例まで広く使用されるようになり、当科でも積極的に使用しています。

●全身性強皮症

　中年女性に発症することが多く、最初はレイノー現象（指が冷えたときに白く変化する）や手指の腫脹で

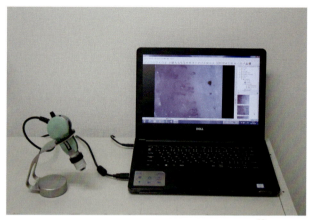

写真　キャピラロスコピー（毛細血管顕微鏡）を用いて爪かく部の毛細血管を観察することは、全身性強皮症の早期発見につながる

気づきます。その後、手足などから皮膚が硬くなってくる病気です。また、肺、心臓、消化管、腎臓などの内臓臓器にも症状が出る場合があります。当科では、ダーモスコピーやキャピラロスコピーといった機器を備え、爪の根元の毛細血管の異常を見つけることで早期診断を可能にしています（写真）。そして、皮膚や肺病変に対するステロイドや免疫抑制薬による治療、血流障害で指先などに生じる傷に対する薬物治療を行っています。

●皮膚筋炎

　小児や高齢者に多く、二の腕や太ももの筋肉痛、筋力低下をきたします。また、まぶたや手背、肘、膝などに特徴的な赤色の皮膚病変がみられます。中には、筋症状がみられない患者さんもいますが、その場合は皮膚症状から診断する必要があります。肺の炎症や、内臓悪性腫瘍などを合併することもあります。この皮膚筋炎においても、全身性強皮症と同様に爪の根元の毛細血管の観察が診断に役立ちます。ステロイド、免疫抑制薬、血液製剤などで最善の治療を行っています。

　ほかにも、混合性結合組織病、シェーグレン症候群、結節性多発動脈炎などの血管炎、ベーチェット病、限局性強皮症（モルフェア）などについて、膠原病専門外来を中心に力を入れて診療しています。

乾癬を起こす元凶をピンポイントで抑える新しい治療

皮膚科 徳力 篤（とくりき あつし） 副科長・講師
皮膚科 長谷川 稔（はせがわ みのる） 科長・教授

乾癬とは

　かぶれ、みずむしなど皮膚の病気はたくさんありますが、乾癬（かんせん）という病気をご存じでしょうか？　頻度は人口のおよそ1000人に1人の割合で、決して珍しい病気ではありません。

　乾癬は、平らに盛り上がった赤い発疹（ほっしん）が全身の皮膚にできる病気です。発疹にはフケのような白い膜がついているのが特徴です。また爪の変形、指の関節の腫（は）れや痛みなど、皮膚以外の症状を伴うこともあります。原因はまだ分かっていませんが、生まれつき「乾癬になりやすい体質」をもった方がいるのは間違いないようです。ただし体質をもった方が必ず乾癬を発症するわけではありません。カロリーの高い食生活、過度な飲酒や喫煙、ストレスなどの要因も乾癬の発症に関係するといわれています。最近の調査により、乾癬の患者さんは、肥満、高血圧、糖尿病といったメタボリック症候群ももっている割合が高いことが示され、両者の関連性が注目されています。実際、肥満の方が適度な減量をしただけで乾癬が良くなったケースも報告されています。

　乾癬の原因はよく分かっていませんが、発疹ができたところで何が起きているかについてはかなり分かってきました。最近では、普段は血液の中を流れる白血球の1種がなぜか皮膚にやってきて、この細胞が出す、さまざまな物質が乾癬を起こすのに重要な役割をしているという考え方が、主流となってきています。

乾癬の新しい治療

　多くの皮膚の病気と同様、「塗り薬の治療」がまずは基本となります。塗り薬はステロイド外用薬、ビタミンD3外用薬が主に使われます。塗り薬のみで効果が不十分な場合は、「紫外線の治療」や「飲み薬の治療」を組み合わせます。「紫外線の治療」は全身照射型のナローバンドUVB装置や局所照射型のエキシマライトを使用します。また「内服薬の治療」としては、レチノイド、シクロスポリンが主なものです。

　以上の3種類の治療が長らく乾癬治療の中心でしたが、最近ではこれらの治療で十分な効果が得られない場合や、副作用で内服薬が使えない場合などには「生物学的製剤の治療」という新しい治療が選択できるようになりました。2017年3月現在、6剤が使用可能で、そのうち1剤のみ点滴注射で、残りはすべて皮下注射です。皮下注射のものは自分で注射（自己注射）できるものもあります。

　これらの薬は、前述の白血球が出す物質を働かなくする作用があります。「乾癬を起こす元凶」を直接、ピンポイントで抑える従来にないタイプの治療で、高い治療効果が期待できます。実際、従来の治療法ではコントロールできなかった方でも、この治療を始めて数か月でほとんど発疹が出なくなった患者さんもいます。多くの場合、数週間〜数か月に1回の頻度で薬を再投与すれば、良い状態を持続することができます。注意すべき点はいくつかありますが、最も重要なのは、投与すると免疫力が下がってしまうことです。

　実は「乾癬を起こす元凶」は免疫力にも関係する物質であるので、投与すると体内でおとなしくしていた病原体が再活性化したり、新たに感染が起きやすくなります。したがって、初回の投与前には十分な検査をして、病原体が潜んでいないか確認し、投与後も定期的な検査を受ける必要があります。しかし過剰に心配する必要はありません。日常生活に大きな制限はなく、手洗い、マスク着用を励行するなど、ごく一般的な感染予防対策をするだけで十分と思われます。

　当院では週2回、乾癬の専門外来を開いています。乾癬の治療に熟知した担当医が診察し、各々の患者さんに合った治療法を提供します。気軽に相談いただけたら幸いです。

最新の皮膚悪性腫瘍の診療

皮膚科 **飯野 志郎** 助教　　皮膚科 **長谷川 稔** 科長・教授

皮膚悪性腫瘍の診断と治療

皮膚悪性腫瘍とは、皮膚や脂肪組織などの体表に発生する、いわゆる「皮膚がん」です。当科で行っている皮膚がんの診断と治療についてお話しします。

皮膚生検

皮膚の病気の診断は、皮膚科医が患者さんの話を聞き、病変を肉眼的に十分観察することが一番大切です。しかし、それでも診断がつかない場合は、病変を一部（または全部）切り取って、それを病理組織学的に検討する「皮膚生検」を行うことがしばしば必要になります。皮膚生検はとても有用な検査ですが、患者さんに痛みを伴う検査であり、傷あとも全く残らない、というわけではありません。

ダーモスコピー

近年、肉眼的な診察と皮膚生検の間を埋める検査として「ダーモスコピー」が登場し、皮膚がんの診断に役立っています。ダーモスコピーには「ダーモスコープ」という高性能の虫眼鏡のような機器を使用します（写真）。ダーモスコープはレンズを直接病変部に密着して使用し、病変部を拡大することで、さまざまな情報をもたらしてくれます。

ダーモスコピーの利点としては、①簡便な検査であり、短時間の観察でさまざまな皮膚病の状態を把握できる、②患者さんに痛みを伴わない検査である、というのがあります。当科ではダーモスコピー検査を積極的に行うのはもちろんですが、皮膚生検で採取した検体の病理組織診断についても当院の病理専門医と一緒

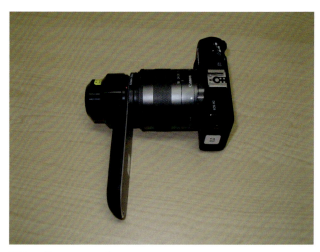

写真　ダーモスコープ

に詳細な確認を行い、正しい診断を下すように心掛けています。次に治療法を代表的な皮膚がんの種類別に説明します。

悪性黒色腫の治療

悪性黒色腫は、いわゆる「ホクロのがん」です。皮膚の「メラノサイト」という細胞ががん化する疾患で、進行するとさまざまな臓器に転移し、命にかかわることもあります。当科では、早く発見できた場合は、原発巣の「拡大切除」や、リンパ節の転移を調べる「センチネルリンパ節生検」、一定の領域のリンパ節を脂肪組織ごと摘出する「リンパ節郭清」などの手術を行っています。しかし、患者さんが悪性黒色腫に気づかない場合や、皮膚だけではなく眼や腸などに発生した場合などは、発見されたときにはすでに進行していて手術ができないこともあります。

これまでは、そういった患者さんに対する有効な治療はありませんでしたが、近年さまざまな薬が開発され、保険適用となり、進行期の悪性黒色腫の患者さんに対する治療の良い選択肢となっています。

進行期悪性黒色腫に対する薬物治療

当科では、進行期の悪性黒色腫の患者さんに対して、「免疫チェックポイント阻害薬」などの薬を用いた治療を行っています。免疫チェックポイント阻害薬は、本来患者さんが持っているがんに対する免疫力を高めることによって、がんを退治する薬です。がん細胞はPDL-1という分子を出して、免疫細胞の持つPD-1という分子と結合し、免疫細胞薬ががんを攻撃しないようにしているということが分かっています。免疫チェックポイント阻害薬の1種である「ニボルマブ」や「ペムブロリズマブ」という薬は、抗PD-1抗体製剤ともいわれ、免疫細胞のPD-1と結合することによって、がん細胞のPDL-1とPD-1が結合するのを防ぎます。これにより、本来の免疫細胞によるがん細胞への攻撃を再開させるのです（図）。

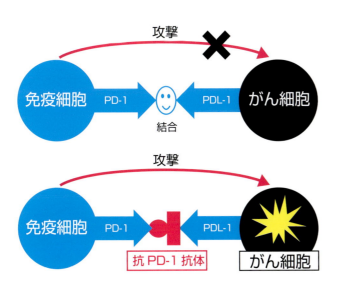

図　免疫チェックポイント阻害薬（抗PD-1抗体）の作用機序

乳房外 Paget 病の治療

乳房外 Paget 病は、高齢者の外陰部にできることが多い皮膚がんです。診断が非常に難しく、しばしば湿疹やたむしと誤診されて治療されていることもあります。多くの場合は原発巣の手術治療だけで治癒しますが、進行するとリンパ節郭清術や化学療法が必要になることもあります。放射線治療や「イミキモドクリーム」「フルオロウラシル軟膏」などの塗り薬が効くことも多く、治療の良い選択肢となっています。

そのほかの皮膚がんの治療

有棘細胞がんや基底細胞がんは、高齢者の顔面にできることの多い皮膚がんで、治療は年齢や状態、希望に応じて手術や放射線治療などを選択していきます。「Mohsペースト」や「亜鉛華デンプン」といった外用剤で、進行を抑えたり、出血をコントロールしたりする場合もあります。高齢の患者さんの手術は、できるだけ体に負担をかけない局所麻酔手術を選択することが多いです。

当科では人工真皮を用いた手術を積極的に行っています。人工真皮は患者さんの皮膚を用いて、傷をふさぐまでの間に皮膚の代わりをしてくれる、いわば仮の皮膚です。人工真皮を用いることで手術を2回に分けて行うことができ、1回の手術時間を短縮できます。さらに2回目の手術までの間に、がんがしっかり取り切れているのかどうか詳細な検討ができます。本物の皮膚ではありませんが、2回目の手術までの間は、風呂に入るなど、普通の生活ができ、傷の痛みもありません。

おわりに

ここに紹介した皮膚がん以外にもいろいろな種類の皮膚がんがあり、治療法もさまざまです。早期に皮膚がんを発見できれば、治療の選択肢が広がります。「最近大きくなった」など、何か気になることがあれば、当科にお気軽に相談してください。

眼瞼下垂症のスペシャリストによる最高・最新の治療

形成外科 **峯岸 芳樹** 副科長・助教 　　形成外科 **中井 國博** 科長・准教授

眼瞼下垂症の症状と原因

　眼瞼下垂症は上まぶたの皮膚が垂れ下がることで、まぶたを上げづらくなり、目が十分に開かなくなる病気です。瞳孔にかかるまでまぶたが垂れ下がってくると視界がさえぎられて物が見えにくくなってしまいます。眼瞼下垂症はある日突然発症するわけではなく、長い年月をかけて徐々に進行することが多いので、患者さん本人は無意識のうちに眉毛を上げることによって目を見開いて物を見ています。眉毛を上げると額に深い横しわが形成されます。額の横しわは眼瞼下垂症の症状の1つです。また頭痛や肩こり、不眠や眼精疲労も眼瞼下垂症に伴って生じることがあります。

　眼瞼下垂症の原因の中で頻度が高いものとしては、加齢があります。眼瞼挙筋という筋肉が収縮することによって、まぶたは上がりますが、加齢によってこの筋肉の収縮力が低下すると十分にまぶたを上げることができなくなります。

　また、よく目をこする人やハードコンタクトレンズを装着している人は繰り返しまぶたを触ることになり、その結果、眼瞼挙筋とまつ毛の根本にある硬い組織である瞼板の付着部がゆるみ、眼瞼下垂症を生じます。生まれながらに眼瞼下垂症を認める場合には先天性眼瞼下垂症と呼び、眼瞼挙筋の発達が悪いと思われます。そのほかにも神経の疾患や筋ジストロフィーといった病気の症状として、眼瞼下垂症が生じることもあります。

眼瞼下垂症の治療

　眼瞼下垂症は、まぶたの構造が問題ですので内服薬での治療はできず、手術治療が基本になります。皮膚がたるんでいるだけで程度が軽度の場合には、垂れ下がった皮膚を切除することで症状は改善されます。眼瞼挙筋の収縮する力が弱くなっている場合や、眼瞼挙筋の瞼板への付着部がゆるむことで眼瞼下垂症が起きている場合には、眼瞼挙筋を短縮して瞼板に固定し直します。

　先天性眼瞼下垂症や眼瞼挙筋の機能が廃退して、まぶたを上げることができない場合には、太ももから筋膜を採取して、眉毛とまぶたの間の皮下を通して移植し、固定します。こうすることで眉毛を上げる動きにつられてまぶたが上がるようにします。

　眼瞼下垂症の治療には、まぶたが下がっている原因を把握することがきわめて重要であり、その原因にあった治療法を選択しなければなりません。適切な治療を行うことで眼瞼下垂症自体が改善されるだけでなく、まぶたが上がり額のしわが軽くなるので見た目の若返りや頭痛・肩こりの改善といった効果も期待できます。

　当院では、日帰りでの手術も可能です。なるべく手術後の目のまわりの腫れや皮下出血を減らすために安静目的で入院していただくこともあります。患者さん個々の眼瞼下垂症の症状と生活スタイルやニーズを考慮して、手術方法や入院・日帰りの選択などを相談して決定していきます。

あごを上げて物を見ている
二重の幅が広い
額に横しわがある
眉毛が上がっている
瞳孔（黒目）がまぶたにかかっている
眉毛の下がくぼんでいる
見た目が眠そう

表　眼瞼下垂症が疑われる症状

パート1　安心と信頼の病院をめざして

創傷治療のスペシャリストによる最高・最新の治療

形成外科　**峯岸 芳樹**（みねぎし よしき）　副科長・助教

形成外科　**中井 國博**（なかい くにひろ）　科長・准教授

新鮮な傷の治療

　包丁などの鋭い刃物や手術での切り傷は縫合することで線状の傷になります。これを一次治癒といい、治癒までの期間は早く、最小限の傷跡になります。これに対して感染した傷や皮膚が欠損した状況では、傷を縫合することができず、開放にしたまま周囲から皮膚が張ってきて治癒するのを待つことになります。これを二次治癒といいます。二次治癒の場合には、治癒するまでに時間がかかるため傷の幅が広がり、色調や質感も周囲皮膚とは異なった瘢痕となります。

　傷跡をきれいに治すためには、早く治癒させることが大切です。「傷口は濡らしてはいけない」と聞いたことがあるかもしれませんが、最近では水道水で傷を洗い流し、細菌を物理的に減らして清潔に保つことを勧めています。毎日の消毒も必要がありません。

　また「傷を乾燥させて、かさぶたで治す」ということも聞かれたことがあると思います。かさぶたは正常な創傷治癒過程が進行していないときにできるもので、かさぶたの下に膿が溜まることがあります。傷の治癒には適度な湿潤環境が必要といわれています。そのために傷の保護として軟膏を塗ったり、最近では湿潤療法に特化した絆創膏が販売されたりしています。

　大きな皮膚欠損では持続的に創面を吸引する装置をつけ、陰圧をかけることで肉芽組織の増生や皮膚の伸長を促進させる局所陰圧閉鎖療法を行うことがあります。最近では装置が小型化され外来通院でも治療を行うことが可能です。

肥厚性瘢痕・ケロイドの治療

　傷が治癒した後に、瘢痕が痛みやかゆみを伴って赤く盛り上がることがあります。もともとの傷の範囲のみに生じた状態を「肥厚性瘢痕」と呼び、もともとの傷の範囲を超えて広く生じた状態を「ケロイド」と呼びます。

　肥厚性瘢痕は数年かけて自然に軽快し、成熟した瘢痕となります。そのままでも特に問題はありませんが、痛みや見た目が気になるようであれば、手術で切り取って縫い直すことが可能です。この際には傷にかかる緊張に注意して敢えて傷を盛り上げたり、傷の方向を変えるためにジグザグにしたりして縫うことで、肥厚性瘢痕が再発することを予防します。

　ケロイドの場合は、自然に治癒傾向を示すことはありません。手術で切り取っても、その傷がより大きなケロイドになるため、手術単独での治療は厳禁です。ステロイドの貼り薬や注射でケロイドの炎症を抑えて退縮させる治療を行います。手術を行う際にはケロイドの再発予防がきわめて重要であり、手術後に傷への放射線照射を組み合わせて行うことで、ケロイドの再発を抑止します。当院では、形成外科と放射線治療科が手術前から連携をとり、患者さん個々の症状に対して治療計画を立てることで、より効果的なケロイドの治療を行っています。

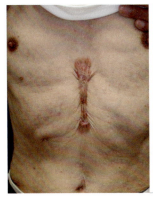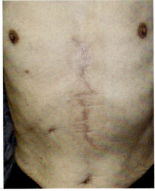

写真　左：胸部ケロイド　右：手術と放射線療法によりケロイド再発は認めていません

チーム医療で骨・軟部腫瘍の最先端治療を届ける

整形外科　松峯 昭彦　科長・教授

骨・軟部腫瘍とは

　骨・軟部腫瘍とは、骨や筋肉・皮下組織などの軟部組織に発生した腫瘍の総称で、良性腫瘍と悪性腫瘍があります。悪性骨腫瘍の代表的な病気は「骨肉腫」です（写真1）。骨肉腫は、一般に知られた大腸がん、乳がんのようながんと違って発生頻度は低いのですが、小児から青年期の人生の最も初々しい時期に罹患することが多いのが特徴です。

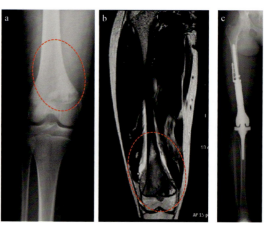

写真1　大腿骨に発生した骨肉腫（a、b 赤破線が骨肉腫）と術後X線画像（c）

骨腫瘍ってどんなものがありますか？治療は？

　良性骨腫瘍は、経過観察だけで済むことが多いのですが、骨巨細胞腫のように病変部の骨をどんどん破壊していくタイプの腫瘍もあるので注意が必要です（写真2）。
　悪性骨腫瘍の代表疾患は骨肉腫です（写真1）。骨肉腫は悪性度の高い病気ですが、抗がん剤治療の進歩で、治療成績は大きく改善しました。現在では、

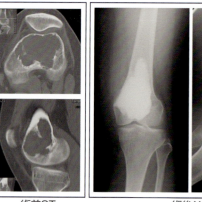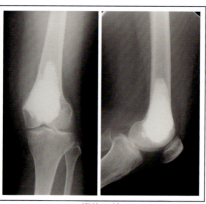

術前CT　　　　　術後X線

写真2　骨巨細胞腫に対する腫瘍掻爬術と人工骨充填

90％の患者さんで下肢切断を必要とせず、70％程度の患者さんが助かるようになりました。手術は、周囲の軟部組織を含めて一塊に切除する広範切除術を行います。切除後には、大きな骨欠損が生じるので、その部分は腫瘍用人工関節を用いて再建します。
　転移性骨腫瘍も治療します。転移性骨腫瘍とは、体の中のどこかのがんから流れてきたがん細胞が、骨に生着して増大したものをいいます。最近、がんの治療成績は向上していますが、骨転移の患者さんは増加しています。四肢の病変には手術を行うこともあります（写真3）。

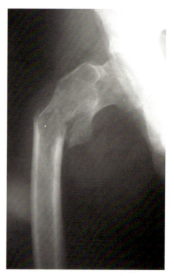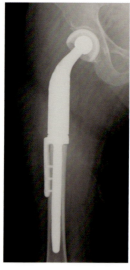

骨折を伴うがんの骨転移　　腫瘍用人工骨頭で再建

写真3　下肢の骨転移は骨折することがあるので、時に手術が必要

軟部腫瘍って、どのようなものがありますか？ 治療は？

良性軟部腫瘍の代表的なものは脂肪腫です。小さな脂肪腫は特に切除の必要はありません。しかし、10cmを超えるような大きな脂肪腫や、整容的に問題がある場合は切除します。強い疼痛やしびれの原因になっている場合も手術治療を行います。

悪性軟部腫瘍は軟部肉腫ともいいます。さまざまなタイプの軟部肉腫が存在し、そのタイプに応じて治療計画を立てます。抗がん剤治療の有無やタイミングは、患者さんに応じて決定します。原則、手術は必要です。腫瘍の近くに神経や血管が存在している場合もありますが、なるべく患肢の機能を温存するように工夫します。

骨・軟部腫瘍の診断・治療は、チーム医療がキーワード

悪性骨・軟部腫瘍の診断・治療は高度な専門性を要するので、骨・軟部腫瘍に習熟したスタッフ（整形外科医、病理医、小児科医、腫瘍内科医、放射線科医、リハ専門医、緩和ケアチーム、薬剤師、理学療法士、ナースなど）がチームとして行動できる体制が必要です。私は、これまで大阪大学、大阪医療センター、三重大学で、骨・軟部腫瘍の専門医として多くの臨床経験を積み、2016年12月に福井大学病院に就任して以来、最高の診療体制を急ピッチで作っています。福井大学が県内で唯一の悪性骨・軟部腫瘍の治療施設となります。「チーム医療」がキーワードです。

ここが最新・安全

悪性腫瘍の治療は、患者さんの身体的状態、病気の進行度、患者さんや家族の希望など、さまざまな要素を考慮して決める必要があります。そのため、「引き出し」をたくさん持ち、状況に応じて、次々と最新の治療法を繰り出す必要があります。

パゾパニブ、トラベクテジン、エリブリンは、ここ5年ほどの間に認可された、新しい肉腫治療薬ですが、これらすべての臨床試験において私は主導的役割を果たしてきました。したがって、新しい抗がん剤の治療経験も豊富です。

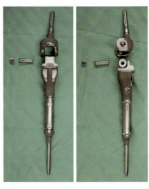
写真4　開発に携わった腫瘍用人工関節

また、骨欠損部に対する再建法として、術中体外放射線照射自家骨移植術や新しい腫瘍用人工関節の開発（写真4）を行い臨床応用してきました。

さらに、15年以上前から、千葉の放射線医学総合研究所病院（通称、放医研）と、切除不能悪性腫瘍に対する重粒子線治療に関する共同研究を続け、重粒子線治療が大変有効であることを明らかにし、保険収載に貢献しました。現在も、重粒子線治療の適応の有無を決めるコンサルテーションメンバーとなっています（全国で10人程度です）。

当院で治療を受けることにより、最新の治療を確実にお届けすることができます。

新しい治療をどんどん開発します

現在、最新の免疫療法であるTCR改変T細胞輸注療法を三重大学と共同開発しています（図）。また、カスタムメイド腫瘍用人工関節、転移性骨腫瘍に対する磁性体温熱療法などの先進的な治療の開発も行っています。今後、さらに福井県の皆さまに世界一高度な医療を届けたいと考えています。

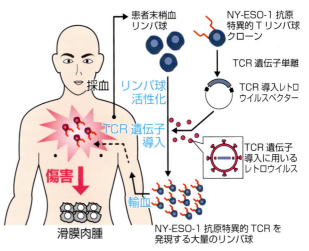
図　開発中のTCR改変T細胞を用いた免疫細胞輸注療法

股関節疾患の最新治療

整形外科 小久保 安朗（こくぼ やすお） 副科長・准教授

整形外科 松峯 昭彦（まつみね あきひこ） 科長・教授

股関節疾患の種類

股関節周囲に痛みが出る疾患には、発育性股関節形成不全（臼蓋形成不全）、変形性股関節症、関節リウマチ、大腿骨頭壊死症、一過性大腿骨頭萎縮症、大腿骨頭軟骨下脆弱性骨折、急速破壊型股関節症、化膿性股関節炎、関節唇損傷、悪性腫瘍の骨転移などがあります。また、腰椎疾患や女性器疾患、消化器疾患などでも股関節周囲に痛みが出ることがあります。

変形性関節症の治療

日本人に多くみられる二次性変形性股関節症は、先天性股関節脱臼、臼蓋形成不全が原因となることが多く、乳幼児期、学童期、思春期、青年期、壮年期それぞれに適切な治療を行うことが必要となります。変形性関節症の予防と治療は、患者さんの生涯を通じて一貫した治療を行うことが大切です。

薬などで痛みが改善されない場合、変形の進行が比較的軽い変形性股関節症に対しては、寛骨臼回転骨切り術などの骨切り術による関節温存手術を行いますが、末期変形性股関節症に対しては、人工股関節置換術を行います。過去には、欧米人の大腿骨に合わせて開発された人工股関節を使用していたため、早い時期から人工関節のゆるみがみられました。

福井大学では、日本人の大腿骨形状に適合する人工股関節を独自に開発しました（図）。この人工股関節は、手術直後の固定性がきわめて優れているため、手術翌日から歩行器を使って歩くことができ、人工関節の近位部に特殊な表面加工が施されているので、早期から大腿骨との間で骨生着が起こり、生涯、ステムがゆるまないよう工夫されています。すでに400人以上の患者さんに使用しましたが、過去の人工関節では考えられないくらいの良好な中・長期成績が得られ、国内外から高い評価を得ています。

この人工股関節が開発されて、人工関節の寿命は30年を超えるようになりました。

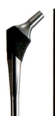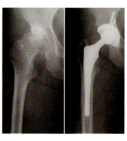

図　左：福井大学で開発した日本人の大腿骨形状に適合する人工股関節ステム
中：末期変形性股関節症のX線写真
右：人工股関節置換術後のX線写真

大腿骨頭壊死症の治療

厚生労働省の指定難病である特発性大腿骨頭壊死症に対しては、壊死部の大きさ、痛みの程度、関節破壊の程度に応じて、保存治療や手術治療を行っています。手術治療では、壊死部が小さく健常の骨が残っている場合には、大腿骨頭回転骨切り術などの関節温存手術を行います。壊死部が大きく関節温存が困難な場合は、前述の人工関節などを使用して、人工骨頭置換術、人工股関節置換術を行い、再び痛みのない日常生活を取り戻すことができます。

多様な治療法の中から最適なものを選択しましょう

ここで述べた治療法は、1つの方法にすぎません。患者さんの病状だけでなく、個人の生活スタイルに合わせた、その人に最もふさわしい治療法を選択することで、日常生活の質を大いに改善することができると考えています。

パート1 安心と信頼の病院をめざして

最新技術を用いた安心・安全な低侵襲脊椎脊髄手術

整形外科 中嶋 秀明（なかじまひであき） 講師

整形外科 松峯 昭彦（まつみねあきひこ） 科長・教授

低侵襲手術とは

近年、外科手術の低侵襲化が発展してきています。低侵襲手術では、傷口も小さく筋肉を傷める範囲が少ないため、出血や感染の危険性が少ないことや、術後回復が早いといった多くのメリットがあります。脊椎脊髄外科の分野においても、同様に低侵襲化が進んできています。

最新技術を併用して安全性を高める

脊椎脊髄手術では、神経障害による術後の症状悪化を懸念される患者さんがおられます。現在は、顕微鏡などの手術器具はもちろんのこと、赤外線を利用して刺入するスクリューの位置をリアルタイムでモニター上に表示するナビゲーションシステムや、術中に神経の状態を確認できる神経モニタリングなどの最新技術を用いることによって、これまで以上に安心・安全な手術を心掛けています（図1）。

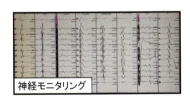

神経モニタリング

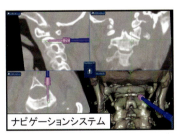

ナビゲーションシステム

図1　最新技術を用いた安全な手術

低侵襲手術例（図2）

経皮的椎体形成術

脊椎圧迫骨折によって、潰れてしまった椎体の形状をある程度回復させた上で、骨セメントを充填して椎

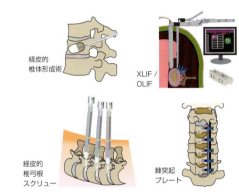

図2　患者さんにやさしい低侵襲手術

体を安定化させることで、疼痛を緩和させる方法です。全身麻酔下で背中に2か所、約5mmを切開し行う手術です。手術翌日から離床・歩行を開始します。

XLIF/OLIF（側方進入椎体間固定術）

側腹部（後腹膜）から小さな傷で椎間板を操作し、骨を削ることなく神経の間接的な除圧を行う最新の手術方法です。特に変形矯正や再手術の患者さんには有用です。どの施設でも受けられる手術ではなく、特にXLIFの施設基準をクリアしているのは、現時点で福井県内では当院のみです。

経皮的椎弓根スクリュー

腰椎すべり症や脊椎外傷では、椎弓根スクリューを用いた脊椎固定術を行うことがあります。従来は、背中の筋肉を広く開創して行っていたため、腰椎支持組織に大きな侵襲を加える必要がありました。経皮的椎弓根スクリューは、それぞれ2cm程度の小さな開創部からスクリューやロッドを挿入するため、組織への侵襲は大きく低減しました。

棘突起プレートを用いた頸椎椎弓形成術

従来の頸椎後方手術では、靭帯が付着する第7頸椎や第1胸椎の棘突起を移植骨として使用していたため、術後の強い後頸部痛は避けられない症状でした。これらの靭帯を温存し、棘突起プレートを使用することで、従来よりも皮切や組織侵襲が小さく、術後、後頸部痛の軽減が得られる術式になりました。

白内障の手術で、視力回復、老眼も改善

眼科 松村 健大（まつむら たけひろ） 助教　　眼科 稲谷 大（いなたに まさる） 科長・教授

白内障とは

　白内障…よく耳にする病気の1つではないでしょうか？

　そうです。70歳以上になると程度の差はあれ、ほとんどの人がかかる有名な目の病気です。主な原因は、加齢によるもので、目の中にあるレンズ（水晶体）が白く濁ってきます。年をとれば誰もがなり得るため、眼科を受診する患者さんにおける視力低下の原因として、非常に多い病気なのです。

　知り合いの方が手術を受けた、手術をしたら目が良く見えるようになった、手術をしたら眼鏡がいらなくなったなど、いろいろな話を聞いたことがあるかもしれませんが、はたしてどれが本当の話で、どれが誤った情報なのでしょうか？

白内障の治療は手術です

　現在、白内障治療の主流は手術です。濁った水晶体を取り除いて、代わりに透明できれいな人工レンズ（眼内レンズ）を目の中に入れます。白内障になると目の中のレンズである水晶体が濁ってくるわけですから、眼鏡やコンタクトレンズの度数をいくら調整しても、視力は上がらなくなってきます。そうなれば、手術を考える段階といえます。

　幸い、医療の進歩で、非常に進行した白内障でも手術で治療が可能な時代になっています。濁りがなくなり、きれいな眼内レンズと入れ替わった分、術後は、かすみが取れて、明るくなるでしょう。またその分、視力も改善すると考えられます。ただし、一般的には手術を受けた後も、眼鏡は必要です。これはどういうことでしょうか？

白内障術後は基本的に眼鏡が必要です

　現在、最も用いられている眼内レンズは、単焦点眼内レンズといい、ピントの調整力がありません。ある一定の距離には、ピントが合いますが、それよりも近くや遠くはぼやけて見えます。例えば、遠くが良く見えるような眼内レンズを入れた場合は、近くをはっきり見るための眼鏡（いわゆる老眼鏡）が必要ですし、逆に近くを眼鏡なしではっきり見えるような眼内レンズにした場合は、遠くを見るための眼鏡が必要です。

遠近両用の眼内レンズと先進医療

　こんなに医学が進歩した現代においても、そんな状況なんだ…と思われた方もいらっしゃると思いますが、実は最近、遠くも近くもピントが合う眼内レンズ（多焦点眼内レンズ、写真）が登場しています。この眼内レンズを使用した場合、術後に眼鏡をかけなくてもよい、または眼鏡の使用頻度を減らすことができます。そもそも、年齢とともにピント調整力は衰えてゆき（いわゆる老眼）、白内障手術を受けるくらい高齢になると、すでにピントの調整力はほとんどありません。したがって、白内障手術の際に、多焦点眼内レンズを選択すれば、白内障の濁りが取れたことによる視力の回復だけでなく、老眼も改善させることが可能になりました。

　この多焦点眼内レンズに関連した診療は、通常の医療保険の適用ではありませんが、当院は、先進医療実施施設に認定されていますので、手術費用は自費ですが（片眼24万円、2017年3月現在、福井大学医学部附属病院の場合）、手術前後の診察や検査は保険

パート1　安心と信頼の病院をめざして

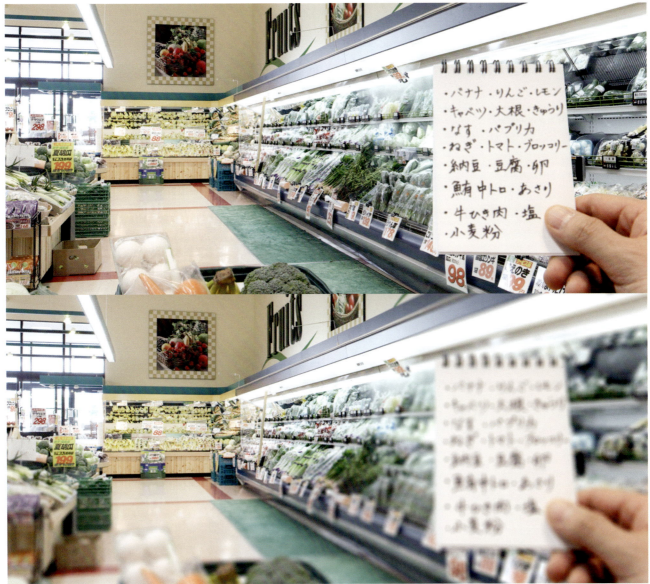

写真　多焦点眼内レンズ（上）は、遠くと近くにピントが合うため、眼鏡への依存度が軽減
（エイエムオー・ジャパン株式会社より提供）

診療で行えます。

　ただし、多焦点眼内レンズも万能のレンズではありません。通常の単焦点眼内レンズと比較して夜間のライトがにじんで見えることがあるという欠点や、白内障以外に目の病気がある方には適応とならない場合もあります。

　また術後に眼鏡をかけることが特に問題ない方は、手術で白内障が治るだけでも見え方は改善しますので、自費負担で多焦点眼内レンズを選択しなくても、通常の単焦点眼内レンズで十分満足いただけると思います。

白内障手術は、見え方を改善し得る一期一会の治療

　現代において白内障手術は、視力だけでなく、眼内レンズの選択によって近視や乱視といった屈折異常も改善させることができる良い機会となっています。多焦点眼内レンズという方法で、老視も改善させることが可能になってきており、治療の選択肢が増えました。白内障手術を受ける際に、もし多焦点眼内レンズにご興味がある場合は、ご自身に適応があるかどうか眼科で相談されるとよいでしょう。

早期から重症の緑内障まで幅広く手術で対応

眼科 岩﨑 健太郎（いわさき けんたろう） 医員

眼科 稲谷 大（いなたに まさる） 科長・教授

緑内障とは

目の中には房水といって、目を栄養する水が流れています（図1）。緑内障ではさまざまな理由で、線維柱帯という房水の排水口の流れが悪くなり、目の中に房水が溜まることで、目の固さ（眼圧）が上がります。それにより眼球の後ろから出ている視神経が徐々に痛んでいき、見える範囲（視野）が狭くなっていきます。一度失われた視力や視野は現在の医学では元に戻すことはできず、視神経がすべて痛んでしまうと失明してしまいます。国内において、失明原因の第1位が緑内障であり、40歳以上の20人に1人の割合で緑内障患者さんがいるとされています。

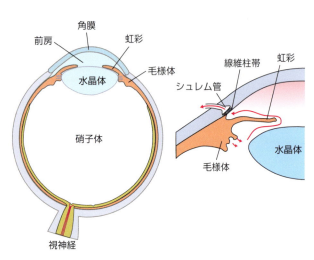

図1 目の構造と、房水の流れ

緑内障の症状

一般的に緑内障では、自覚症状はほとんどなく、知らないうちに病気が進行していることが多くあります。視神経の障害はゆっくりと起こり、視野も少しずつ狭くなっていくため、目に異常を感じることはありません。

急性の緑内障では、急激に眼圧が上昇し目の痛みや頭痛、吐き気など激しい症状を起こします。時間が経つほど、視神経の障害が進んでしまうため、このような発作的な症状が出現した場合は直ちに治療を行い、眼圧を下げる必要があります。

緑内障の治療

現在の医学では、より眼圧を下げ、眼圧を低く保つことが視神経の障害を遅らせる唯一の方法として広く認められています。治療法としては、薬物治療、レーザー治療、手術治療の3つに分けられます。一般的には、視機能（見え方）を脅かす合併症の少ない薬物治療やレーザー治療が第1に選択されます。それらの治療によっても、眼圧を低く保つことができない場合には手術治療が選択されます。

●薬物治療

眼圧を下げるために使われる薬は、房水の流れをよくする作用の薬や、房水の産生を減らす作用の薬などです。まずは、点眼薬から開始し、最初は1種類の薬で経過をみながら、薬の変更や追加などを行い、2～3種類の点眼薬を併用していくこともあります。また、点眼薬だけでは効果が不十分な場合は内服薬を使用することもあります。

●レーザー治療

レーザーを虹彩に照射し穴を開けたり、線維柱帯に照射したりすることで、房水の流出を促進させます。

●手術治療

緑内障手術には、さまざまな方法が存在するため、緑内障を専門に診察している医師であっても、施行する手術にはそれぞれ違いが出てきます。今回は、当院にてよく施行される手術について紹介します。

【トラベクレクトミー（線維柱帯切除術）】

トラベクレクトミーは、国内も含め世界で最も多く行われている緑内障手術であり、優れた眼圧下降効果が得られ、病型や病期によらず施行できるため、第1選択となることが多い手術療法です（図2）。トラベクレクトミーは代表的な濾過手術であり、強膜弁下から前房内へ房水流出路を作成し前房内から眼外へ房水を排出させることで眼圧下降効果が得られる手術です。

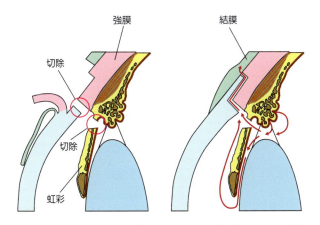

図2　トラベクレクトミー：手術切除部位（左）、術後のイメージ（右）

【バルベルト緑内障インプラント】

バルベルト緑内障インプラントは、シリコン製のチューブとプレートからなるデバイスです。房水を眼内からチューブに通して強膜上のプレートに流出させ、プレート周囲の結合組織に房水を吸収させることで眼圧下降を得る手術です（図3）。本手術は、重症の難治な緑内障に施行することが多い手術であり、当院は国内トップクラスの手術件数を誇っています。

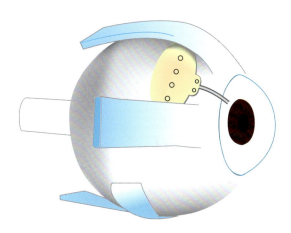

図3　バルベルト術後のイメージ

【MIGS（iStent）】

近年、眼圧下降効果は弱めでも低侵襲で合併症の少ない安全性の高い緑内障手術が考案され、それらを総称して極低侵襲緑内障手術（minimally invasive glaucoma surgery：MIGS）と呼ばれています。

その中で、最近国内でも承認されたiStent（アイステント）を、当院でもいち早く導入しました。iStentは、長さ1mm、重さ60マイクログラムで医療用チタンという材質の緑内障治療用の非常に小さなインプラントです（図4）。線維柱帯にiStentを埋め込むことで、房水の流れを改善し、眼圧を下げる手術です。早期から中期の緑内障の方が白内障を併発した場合に、白内障手術と本手術を同時に施行します。

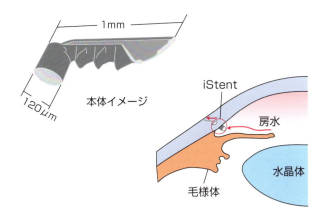

図4　iStent：本体イメージ（左）、術後のイメージ（右）

緑内障から目を守るために

緑内障は、自覚症状に乏しいため、自覚して受診したときには緑内障が進行してしまっているということも多々あります。そのため、最も重要なことは、早期発見・早期治療となります。できるだけ早く治療を開始し、進行を食い止めなければなりません。自分自身で目を守るという自覚を持ち、早期発見の機会となる健康診断などでの定期健診を少なくとも年1回程度は受けることをお勧めします。

頭頸部がんの治療
——がんの手術と再建手術

耳鼻咽喉科・頭頸部外科　成田 憲彦（なりた のりひこ）　副科長・准教授　　耳鼻咽喉科・頭頸部外科　藤枝 重治（ふじえだ しげはる）　科長・教授

頭頸部がんとは

　頭頸部とは、顔面から頸部（首）までの部分を意味します。この範囲に含まれる、耳、鼻・副鼻腔、口腔・舌、のど（咽頭・喉頭）、甲状腺、唾液腺（耳下腺・顎下腺）などにできる、がんが頭頸部がんです。脳・脊髄や目は除きます。頭頸部がんは、すべてのがんの5％程度であり発生頻度は決して多くありません。しかし頭頸部がんは、喫煙、飲酒が発がん因子といわれ、近年、増加傾向にあります。

　また、ヒトパピローマウイルス感染によって中咽頭がんが発生することが分かっており、これも増加傾向にあります。早期がんでは、抗腫瘍薬（抗がん剤）を併用した放射線治療、または手術による切除で根治が期待できます。進行がんでは抗腫瘍薬、放射線治療、

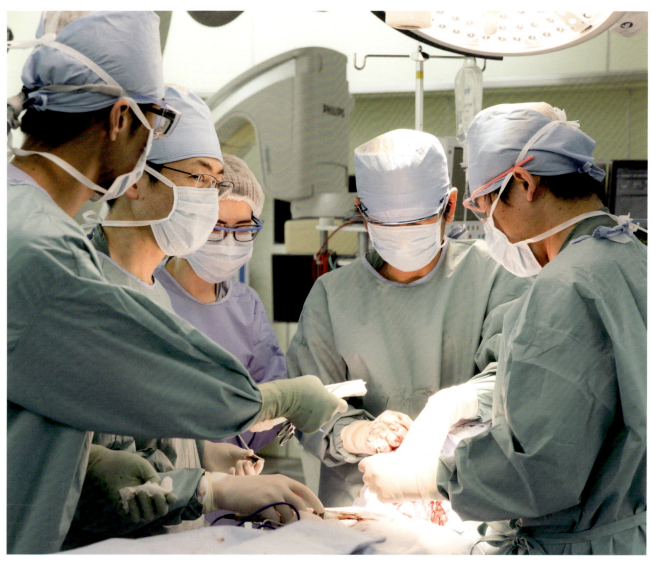

写真　頭頸部がん手術

手術の併用が必要であり、三者併用療法や集学的治療とも呼ばれます。

頭頸部がんの再建手術

　頭頸部には、口、鼻、のど、耳など重要な器官が集まっており、呼吸・食事（咀しゃく・嚥下）、発声、味覚、聴覚など、人間が生きる上で必要不可欠な機能を担っています。特に、進行した頭頸部がん治療ではこれらの機能を温存し、さらに美容的な配慮を視野に入れた専門的な外科治療技術が要求されます。がんの切除によって大きな欠損を生じた場合、そのままではご飯が食べられない、顔貌が変形するといった不都合が生じます。このような際に欠損した部分に体のほかの部分から皮膚や筋肉、骨、腸管などの組織を移植して修復（再建）します。移植する組織（皮膚や筋肉など）の栄養血管（動脈・静脈）を欠損した部分の血管（動脈・静脈）とつなぎ合わせる遊離組織移植が、現在の再建術の主流です。

　代表的な方法として、お腹や腕の皮膚、筋肉を移植する腹直筋皮弁・前腕皮弁があります。「図」は舌がんを切除した部位を前腕皮弁で再建した例です。のど（下咽頭）を大きく切除する必要がある場合は、腸をのどのかわりに移植する遊離空腸移植などがあり、当院では形成外科、消化器外科、心臓血管外科、脳神経外科、歯科口腔外科と協力してチーム医療で取り組んでいます。また医師以外にも看護師、言語・理学療法士、栄養士などもこのチームに参加し、術前および術後の患者さんの全身状態の管理、リハビリテーションをサポートします。

部位	症例数
外耳がん	1
鼻・副鼻腔がん	2
舌がん・口腔がん	25
咽頭がん	15
喉頭がん	12
甲状腺がん	57
唾液腺がん	3
原発不明がん	3
その他の頭頸部がん	23
計	141

表　当科の頭頸部がんの内訳（2016年）

　当科では、2016年は141人の頭頸部がん患者さんの診断・治療を行いました（表）。このうちの89人の頭頸部がんに手術治療を行い、その16人に遊離組織を用いた再建術を併用しました。当院は、手術、抗腫瘍薬、放射線治療など頭頸部がん治療全般の技術・知識を持つ日本頭頸部がん専門医がいる福井県内唯一の病院です。近年、新しい分子標的治療薬（抗腫瘍薬の一種）が頭頸部がんにも使えるようになってきました。当科ではこれらを取り入れた化学療法にも力を入れています。頭頸部領域で腫瘍を疑うできものや腫れを認めた場合は、診断から治療までを専門的に責任を持って行います。頭頸部がんの根治、機能温存を目標に日夜、精力的に診療に従事しています。

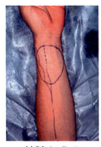
前腕からの皮弁採取

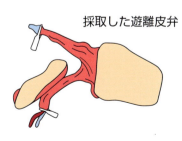
採取した遊離皮弁
動脈、静脈をつけて移植

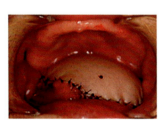
舌がんの切除および舌の再建

図　頭頸部がん手術の1例（舌がん切除術および前腕皮弁による再建術）

内視鏡による経外耳道的耳科手術
低侵襲で確実な病変の除去と聴力の改善を目指す

耳鼻咽喉科・頭頸部外科　岡本 昌之　講師　　耳鼻咽喉科・頭頸部外科　藤枝 重治　科長・教授

穿孔性中耳炎とは

　穿孔性中耳炎とは、中耳の感染に伴う耳漏の反復や、鼓膜の損傷などによって鼓膜に永久的な穿孔（穴があくこと）を生じている状態です。難聴の原因となる以外にも、耳漏、耳鳴、ふらつきなどの原因となり、放置していると鼓膜が正常である耳に比べて耳の遠くなりかたが早い（音を感知する内耳の細胞の衰えが早い）ということが分かっています。

　保存的な処置で閉鎖が難しい鼓膜穿孔は、手術による閉鎖を行った方がよいです。穿孔の大きさにもよりますが、小穿孔から中等度の穿孔で、中耳腔に炎症病変がない場合には、近年、内視鏡を用いて外耳道経由で穿孔を閉鎖する手術を取り入れています。従来の鼓膜穿孔閉鎖術に比べて、創部が3分の1程度に小さくなるとともに、外耳道皮膚や鼓膜を剥離する必要がなくなるので、手術の侵襲（体への負担）も小さなものとなります。また、外耳道にガーゼを長期に入れておく必要がなくなるため、比較的術後早期から聞こえが良くなることや、長期入院が不要という利点もあります。

　鼓膜の大部分が穿孔となっている場合や、耳小骨周囲など鼓膜の奥に炎症性病変を伴っている場合には、従来からの顕微鏡下手術が必要となります。残っている部分の鼓膜を2層に剥離した間に閉鎖材料を挟み込むサンドウィッチ法による鼓膜穿孔閉鎖と、聴力が良くなるための伝音連鎖の再建を確実に行うことで、良好な術後聴力が得られるような手術を行っています（写真1、2）。

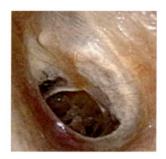 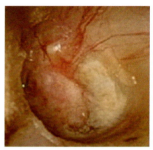

写真1　穿孔性中耳炎　　写真2　術後鼓膜

真珠腫性中耳炎の治療

　真珠腫性中耳炎とは、鼓膜や音を伝える耳小骨などの骨、周囲組織を破壊する真珠腫という塊ができる中耳炎です。放置すると徐々に大きくなり、内耳や顔面神経、脳へも影響が及ぶことがあるため、できるだけ早期に手術を行うべきです。手術を行ってもその再発率の高さから従来では手術を2回に分けて、再発の有無のチェックを1年後に行う段階手術が多く行われてきました。進行した真珠腫や小児の場合では、段階手術とせざるを得ない場合もありますが、近年当科では、内視鏡を併用した手術を行うことにより、可能な限り一期的手術を行っています。すなわち真珠腫の確実な摘出を行った後に再発の起こりにくい中耳の再建、音を内耳へと伝える伝音連鎖（耳小骨）の再建を一度の手術で行うものです。

　早期の真珠腫や先天性真珠腫（生まれつきの真珠腫）など鼓膜の奥にのみ限局している真珠腫では、内視鏡を用いた外耳道経由の手術が可能になってきており、より低侵襲で再発率の少ない治療を行うことができるようになってきています。

首に傷が残らない甲状腺手術

耳鼻咽喉科・頭頸部外科　菅野 真史（かんの まさふみ）助教　　耳鼻咽喉科・頭頸部外科　藤枝 重治（ふじえだ しげはる）科長・教授

頸部にメスを入れず甲状腺腫瘍を摘出

　甲状腺は、頸部にある甲状腺ホルモンを作り出しているところで、腫瘍などができやすい臓器です。内視鏡補助下甲状腺手術（Video-assisted neck surgery：VANS法、写真1）は、2016年4月に保険適用となりました。2017年4月より当院も施設基準を満たし、保険診療可能となりました。耳鼻咽喉科・頭頸部外科では、年間100例前後の甲状腺手術を行っておりますが、従来の方法は頸部に10〜12cmの傷跡が残ります（写真2）。

　内視鏡補助下甲状腺手術は、服で隠れる鎖骨の下に2cm程度の小さな切開を入れ、首には内視鏡を挿入する5mmのわずかな傷だけを作成します。女性に多い甲状腺手術では、通常手術と比べて頸部に傷跡が残らない点で美容上、たいへん優れており、術後疼痛や頸部の違和感も少なく、患者さんにとってきわめて有益な手術法です（写真3、4）。

　また、入院も1週間程度と通常の甲状腺手術より短い期間で可能です。手術の確実さや安全性においても通常手術と変わりありません。現在当科では、大きさが4cm程度までの甲状腺良性腫瘍を対象としています。

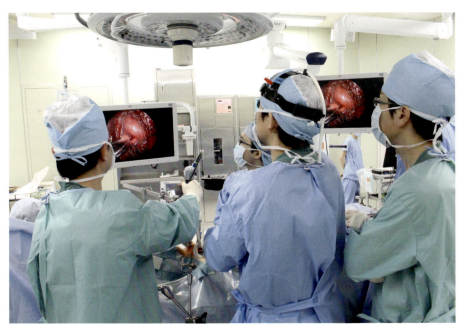

写真1　内視鏡補助下甲状腺手術

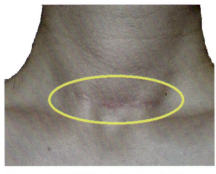

写真2　甲状腺術後の創部（黄色枠内）
頸部のほぼ正中に認める

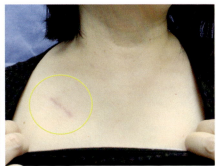

写真3　内視鏡手術による創部
鎖骨下にわずかな傷
術後3か月ですでに目立たない

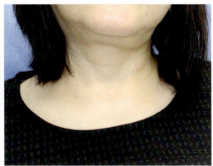

写真4　内視鏡手術での創部
洋服に隠れ、分からない

歯科インプラント治療の最新事情

歯科口腔外科　吉村 仁志（よしむら ひとし）　副科長・准教授　　　歯科口腔外科　佐野 和生（さの かずお）　科長・教授

歯科インプラント治療とは

歯科インプラント治療は、生体適合性を有する材料で作られた人工歯根（しこん）を用いて口腔（こうくう）組織に支持を求め、これに上部構造を装着して喪失した歯の機能や審美性の回復を図る治療です（写真1）。自分の歯に近い咀嚼（そしゃく）能力の回復が可能であり、審美性も良く異物感が少ないことから、現在の歯科医療において有用な治療法となっています。

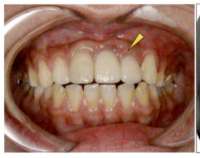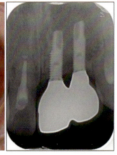

写真1　上顎前歯部の歯科インプラント治療（右はX線写真）
外傷にて喪失した歯の部分を骨移植を併用して治療（矢頭）

歯科インプラントの治療環境

当院の歯科インプラント関連手術は、すべて中央手術室で行っています（写真2）。治療中は血圧や脈拍などのバイタルサインをモニタリングします。口腔内という常在菌が多く存在する環境において人工歯根の埋入や骨移植を行うため、治療の成功には感染予防が重要になります。器具はすべて滅菌管理し、清潔な環境で治療を行います。また、治療時の手術侵襲（しんしゅう）が大きい方や不安が強い方には、入院や全身麻酔での治療を実施しています。

コンピュータ支援によるプランニングならびにインプラント埋入

審美性を配慮した治療を行うため、歯科インプラント埋入前に上部構造を設計し、これに合わせたマウスピースを作製します。それを装着した上でCT検査を行い、コンピュータシミュレーションソフトで、骨量・骨質や神経・血管の走行について3次元的にデータを分析し、必要なインプラントの本数・サイズ・位置・方向を決定します（写真3）。

また治療計画から、歯科インプラントの埋入位置と方向を規定する外科用ガイドプレートをCAD/CAM（Computer-aided Design and Computer-aided Manufacturing）技術で作製し、手術を行うこともあります（写真4）。これらの技術により低侵襲・短時間での正確な治療が可能となります。

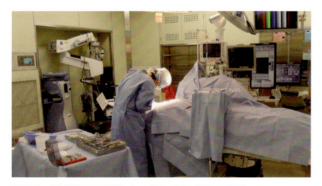

写真2　手術室での歯科インプラント治療時の様子
モニタリング下に滅菌ガウンを着て処置。手術器具はすべて滅菌し清潔な環境で治療を実施

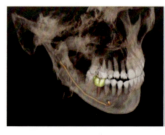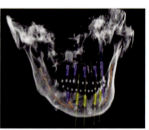

写真3　シミュレーションソフトによる分析
CT検査に基づく3次元的な埋入位置の決定

全身麻酔での骨造成

歯槽骨の垂直的あるいは水平的な骨量の不足がみられる場合には、骨造成を併用した歯科インプラント埋入を行います。当院では安全に治療を行うため、腸骨や顎骨からの採骨と骨造成を行う際には、入院下に局所麻酔あるいは全身麻酔での治療を実施します。十分な骨量を確保することで、長期的に安定した治療成績が得られています（写真5）。

顎顔面インプラント治療

2012年より、腫瘍・骨髄炎・外傷・先天性疾患などにより、3分の1程度以上の顎骨や歯槽骨欠損が認められる場合には、保険での歯科インプラント治療が可能となりました。当院は施設認定を得ており、また顎顔面インプラント専門医もおり、患者さんの治療を行う環境も整っています。病気や事故のため、やむなく歯を失ってしまった方において、経済的負担も少なく治療が行うことができ満足いただいています。

低侵襲での安心・安全な治療を目指して

歯科インプラント手術に伴う手術侵襲をできるだけ小さくし、患者さんの苦痛を軽減するとともに偶発症のリスクを回避できるよう、材料・器具・手技の面で改良に取り組んでいます。

【材料面】骨量がない場合には自家骨移植は有効な方法ですが、骨採取部位への外科的侵襲と、採取骨量に制限があることが問題となります。私たちはβ-TCPなどの人工骨補填材を併用することで、自家骨移植の割合を少なくするように努めています。

【器具の面】当院では、超音波振動を利用して骨を切削可能なピエゾサージエリーを保有しています。一般的な骨切削道具と比較して、愛護的な骨の処置が可能であり、また移植骨片採取の無駄も少なくなります。神経や血管などの軟組織損傷を可及的に避けることができ、また上顎洞底挙上術では、洞底粘膜損傷の防止が可能になります。

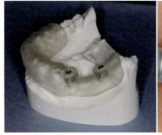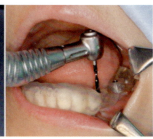

写真4　CAD/CAM技術で制作したガイドプレート

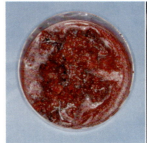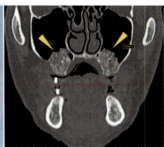

写真5　上顎洞の骨造成
採取した腸骨を移植（矢頭）

【手技面】骨が不足している部分を吸収性のコラーゲン膜で覆うことにより、骨再生のスペースを作る方法GBR（Guided Bone Regeneration）法を用いることがあります。垂直的な骨量が乏しい上顎臼歯部欠損症例に対するインプラント埋入手術においては、ソケットリフトという術式を採用する場合があります。既存骨が4～5mm以上ある症例が適応となりますが、局所麻酔下での処置で行える利点があります。

当院では、処置時の振動による不快感を回避するために、特殊な専用のドリルを用いてより低侵襲に上顎洞底を挙上する手技を用いています。また歯科インプラント埋入部位の骨造成を回避して手術侵襲を少しでも軽減するために、直径の細いインプラントや長さの短いインプラントの使用、インプラントの傾斜埋入を行うこともあります。無歯顎や多数歯欠損に対して、インプラントの埋入を少ない本数で行い、義歯の支台装置として利用する場合もあります。

治療後のメンテナンス

安心な歯科インプラント治療を実践するため、上部構造が装着された後も定期的な経過観察を行っています。これにより周囲軟組織の健康と咬合機能圧のコントロールを長期的に管理します。また模型を保管し、メンテナンス時に問題が認められれば、すぐに対応できるようにしています。

顎関節症の診断と治療

歯科口腔外科 　松田 慎平 　講師

歯科口腔外科 　佐野 和生 　科長・教授

顎関節症とは

　顎関節症は、顎関節や咀嚼筋の痛み、顎関節の雑音、開口障害ないし顎運動異常を主要症候とする障害の包括的診断名であり、これらのうち少なくとも1つ以上を有することが顎関節症と診断する基準とされています。したがって、咬み合わせの違和感、耳の症状、頭痛、首や肩のこり、画像検査による異常などだけでは顎関節症とは診断しません。

　発症には、解剖要因、咬合要因、外傷要因、精神的要因、行動要因のさまざまな因子が関連していると考えられています。近年では、日中・夜間のくいしばりなどの行動要因が特に注目されています。精神的なストレスは筋肉の緊張を引き起こし、咀嚼筋や顎関節の負担を増加させる可能性があるなど、それぞれの因子が影響しあって症状を発現している可能性があります。日常でストレスをため込むことなく、顎に良くない習慣や癖を自覚し、それらを意識して中止することは顎関節症の症状を改善する上で重要と考えられます（図1、写真）。

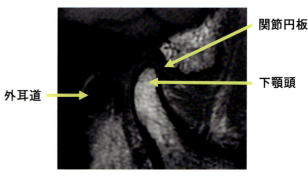

写真　顎関節のMR画像

顎関節症の発現頻度

　厚生労働省の歯科疾患実態調査では、顎関節に雑音や痛みを自覚する人の割合が報告されており、多くの人が顎関節に症状を有していることが明らかになっています。顎関節の痛みは、特に10歳代から20歳代で多くみられます（図2）。

顎関節症の治療

　治療法として、薬物療法、スプリント（マウスピース）療法、理学療法などが挙げられ、日本顎関節学会より発表されている診療ガイドラインを基に治療を検討します。現在では、顎関節症は時間の経過とともに症状が軽減する病気と考えられているため、手術などの外科的治療を行うことはなく、前述した治療法のうち可逆的な治療法（元の状態に戻ることができる治療法）が優先されます。また、著しい痛みの自覚がある状態、あるいは症状を自覚して間もない段階では、咬み合わせの調整などの非可逆的な治療（元の状態に戻ることができない治療）は行いません。食事や会話な

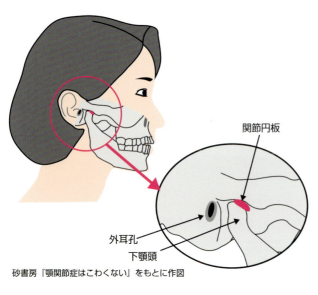

砂書房『顎関節症はこわくない』をもとに作図

図1　顎関節の構造

パート1　安心と信頼の病院をめざして

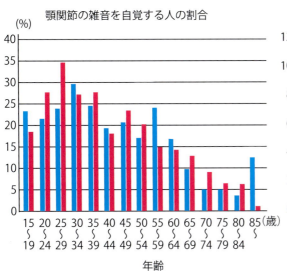

図2　顎関節に雑音や痛みを自覚する人の割合

(厚生労働省：平成23年歯科疾患実態調査をもとに作図)

ど、口の開け閉めは日常生活で非常に重要です。顎関節の症状は生活の質を著しく低下させかねず、適切な対応が求められます。

ここに注意

顎関節症の3つの主要症候は、別の疾患でも自覚されることがあるので注意が必要です。顎関節に起こる顎関節症以外の疾患はもちろん、歯や耳、鼻など比較的近い器官、さらには心臓などの離れた器官の疾患でも、顎関節に症状を現わす可能性があります。まれに、顎関節原発の腫瘍および腫瘍に類似した疾患や、他臓器から顎関節へがんの転移を認めることもあります。したがって、顎関節の症状が長引く場合には、前述の

3つの主要症候に当てはまったとしても患者さん自身で判断することなく、専門医の診察とMRI検査およびCT検査を受けることをお勧めします（図3）。

他診療科との連携

耳の症状や頭痛、首や肩のこりなどと顎関節症の関連は明らかになっていないため、これらが併発していたり症状の主体である場合や、そのほかの顎関節症以外の病気が疑われる場合には、追加の画像検査あるいは当院の他診療科の受診をお勧めする場合があります。

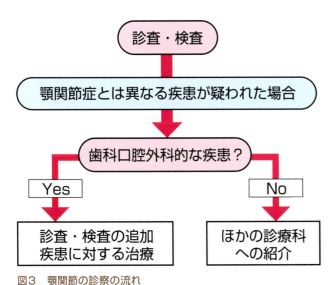

図3　顎関節の診察の流れ

子どもに多い食物アレルギーの最新治療

小児科 大嶋 勇成（おおしま ゆうせい） 科長・教授

食物アレルギーとは

　私たちの体には、体にとって有害な病原体などの異物を認識して排除し体を守る「免疫」という仕組みがあります。食物アレルギーは、この免疫の仕組みがおかしくなり、体にとって無害であるはずの食物に過剰反応し、有害な症状が起きる病気です。

　原因となる食物を食べると、皮膚が赤くなったり、じんましんが出たりするだけでなく、咳き込んだり、息がしづらくなったり、腹痛、おう吐、下痢が起きたりします。いろいろな症状が一緒に出ることをアナフィラキシーと呼び、重症になると、血圧が落ちてぐったりして命にもかかわるアナフィラキシーショックに陥ります。

食物アレルギーの治療は正しい診断から

　どの食物が原因かを確認することが重要です。皮膚テストや血液検査で調べますが、結果が陽性であっても必ずしもその食物が原因とは限りません。そのため、必要に応じて食物経口負荷試験を行い確認します。

食べることを目指す食物アレルギーの治療

　原因食物の除去が原則です。食物除去は必要最低限にすべきで、調理加工すれば食べられる食物や、食べても症状が出ない量を除去する必要はありません。心配だからとか、念のためという理由で除去をするのは望ましくありません。また、食物除去をする場合には、必ず、代わりの食物で不足する栄養を補うことが大切です。

　小さい子どもの食物アレルギーは大きくなるにつれ治ることが多いので、食物除去を漫然と継続するのではなく、食物経口負荷試験で食べられるようになってきたかを確認することも重要です。

食物アレルギーの新しい治療 経口免疫療法

　除去を継続しても原因食物が食べられるようなってこない患者さんを対象に経口免疫療法を行っています（図）。原因食物の経口負荷試験を行い、安全に食べるこ

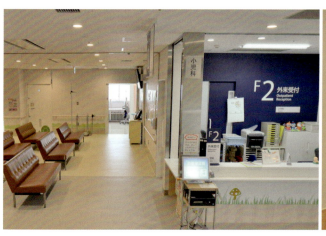
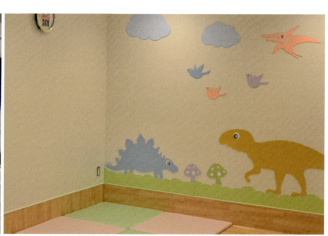

写真1　小児科外来。壁や扉には恐竜たちをデザインしています

パート1　安心と信頼の病院をめざして

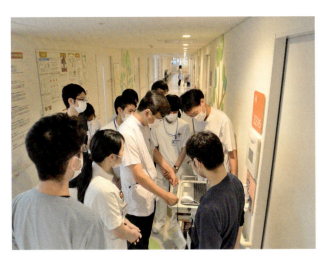

写真2　教授回診の様子

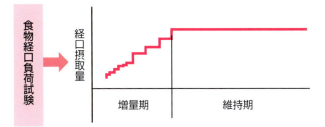

食物経口負荷試験で、症状が出る原因食物の摂取量を確認します。その量より少なめの量から、摂取量を徐々に増やし、維持量に到達後はその量の摂取を続けます。摂取量を増やすときにアレルギー症状が出やすいので、増量を短期間入院で行う急速法と、外来で時間をかけて行う緩徐法があります

図　経口免疫療法

とができる量を決めた上で、少量から計画的に摂取量を漸増させる治療法です。また、国内のほかのアレルギー専門施設と共同で、食物アレルギーの予防や治療に繋がる新しい免疫療法の開発を行っています。

コラム

小児アレルギーエデュケーターとは

看護部 小児アレルギーエデュケーター（PAE）　北川 礼奈（きたがわ れいな）

　小児アレルギーエデュケーター（PAE）とは、日本小児難治喘息・アレルギー疾患学会の定める認定資格であり、アレルギーに関して高度な専門知識と技能を持ったコメディカルスタッフに与えられる資格です。2017年3月現在、全国で349人が活動しています。

　アレルギー疾患の治療では、薬の継続、適切な塗り方、および正しい知識などが大切です。PAEは気管支喘息・アトピー性皮膚炎・食物アレルギーの子どもや家族の方を対象として、医師の短い診療時間のみで話すことが難しい、薬の具体的な使用法（吸入や薬の塗り方）や食事指導などを行っています。

　例えば、気管支喘息であれば吸入薬やピークフローメーターが正しく使えているのかを確認したり、喘息日誌の書き方を説明したり、あるいは喘息発作が起きたときの対応方法を指導したりします。発作を繰り返す患者さんの中には、吸入方法が間違っていて薬がきちんと吸えていない場合や、医師の指示している吸入回数を守れない場合がありますので、自宅での様子をじっくりと聞いたり、実際に吸入の様子を見せてもらったりしながら、時間をかけてそれぞれの抱えている問題について一緒に考えます。

　アトピー性皮膚炎の治療では、処方された薬の種類だけでなく、薬の塗り方や体の洗い方も重要です。患者さんと話しながらどのようにしたら薬が塗れるか、時間の少ない朝に体がしっかりと洗えるかなどを個人個人の生活を基に考えます。

　アレルギー疾患は、長期にわたる治療が必要です。お子さんの理解度に合わせて分かりやすく説明を行いお子さん自身が積極的に治療にかかわっていけるようにサポートし、また家族が毎日過ごしやすくなるようなお手伝いをします。PAEはアレルギー専門医と患者さんの橋渡しを行う仕事です。医師の診察時に聞きそびれてしまったことや、聞けなかったこと、どのようなことでも質問していただいてかまいませんので、気軽に相談してください。

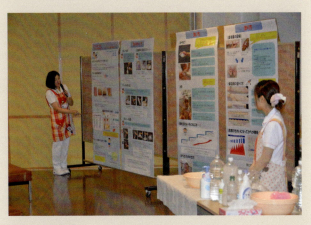

PAEによる説明

先天性代謝異常症の診断の拠点施設

小児科 **畑 郁江** (はた いくえ) 副科長・准教授 　　　 小児科 **大嶋 勇成** (おおしま ゆうせい) 科長・教授

先天代謝異常症とは

　体の中では、食べ物から得た栄養素を輸送体によって細胞内に取り込み、酵素によって体のエネルギーなどとして利用したり、不要となったものを分解したりする代謝が行われています。この代謝の働きが生まれつき不十分である病気が「先天性代謝異常症」です。

　原因となる酵素や輸送体の種類により症状はさまざまですが、発達の遅れなど重い神経障害を生じたり、突然死の原因になったりします。治療が難しい病気が多い一方、早く診断して治療を開始すれば症状の出現や進行を防げる病気もあるので、症状が出現、増悪する前にいかに迅速かつ正確な診断を行うかがカギとなります。

新生児マススクリーニングによる早期診断

　先天性代謝異常症や一部の内分泌の病気については、早期診断につながるよう、ほぼすべての赤ちゃんが新生児マススクリーニングを受けています。生まれて数日後の赤ちゃんの足の裏から採血し、血液をろ紙にしみ込ませて検査施設に郵送し、検査を行っています（図）。異常が見つかれば、さらに再検査や精密検査によって診断していきます。国内では1977年に新生児マススクリーニングが開始されました。当初は3つの病気しか検査ができませんでしたが、2014年からは、タンデムマス法という方法を用いることで、蛋白質や脂肪の代謝異常である16種類の病気が新しく検査できるようになっています。

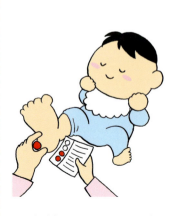

図　新生児マススクリーニング

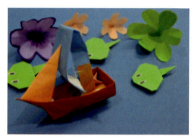

写真1　子どもたちと折った水辺の風景

精密検査の拠点施設

　当科は、このタンデムマス法を用いた新生児マススクリーニングを、研究として全国に先駆けて開始しました。異常が発見された赤ちゃんは、必要な薬や食事療法などを続けることによって、元気に成長しています。全国でタンデムマス法が実施されるようになった現在、当科では、全国各地のマススクリーニングで異常と判定された患者さんの診断を確定するための精密検査を行っています。また、新生児マススクリーニングで検査できない先天代謝異常症についても、症状などから疑われた患者さんの検査を行っており、これまでに多数の診断実績があります。

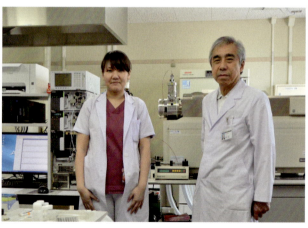

写真2　タンデム型質量分析計（タンデムマス）

パート1 安心と信頼の病院をめざして

小児がんからみんなで子どもの笑顔を守る

小児科 鈴木 孝二（すずき こうじ） 助教

小児科 大嶋 勇成（おおしま ゆうせい） 科長・教授

小児がんとは

　小児がんとは、小児期にできる白血病や悪性リンパ腫（しゅ）など血液のがんのほか、脳腫瘍（のうしゅよう）、横紋筋肉腫、神経芽腫、胚細胞腫瘍、肝芽腫、ウイルムス腫瘍、骨肉腫、ユーイング肉腫、網膜芽腫などの悪性腫瘍も含まれます。

　小児がんの多くは、抗がん剤や放射線治療が比較的良く効き、治療法の進歩により、7～8割は治るようになりました。病院を受診するきっかけは、熱が続く、なんとなく元気がない、顔色が悪い、体の一部が腫（は）れているなどさまざまですが、特徴的な症状がないため、最初は耳鼻科や皮膚科、整形外科など小児科以外を受診することも多く、診断にたどりつくまで時間がかかることもあります。

小児がんの治療

　小児がんは大変まれなため、より良い治療法を確立する目的で全国の小児がん専門医が協力し、2014年12月に日本小児がん研究グループ（Japan Children's Cancer Group：JCCG）を設立しました。お子さんが小児がんと診断された際、大きなショックを受け、また福井県内で治療を受けられるのかと心配に思われるかもしれません。しかし、当科は福井県内で唯一のJCCG参加施設、移植認定病院となっており、全国の小児がん専門施設と同じ治療法を受けられます。また、造血幹細胞移植が必要な患者さんの診療も受け入れており、必要に応じて他の小児がん拠点病院とも緊密な連携をとっています。

専門スタッフによるサポート体制

　小児がんの治療の多くは長い闘病生活となります。私たちはお子さんが治療に向き合って頑張れるよう、その子の年齢や性格に応じて丁寧に分かりやすい説明に努めています。家族は病気以外にも、成長や発達に影響しないか、勉強が遅れて元の学校に戻れないのではないか、友人関係に問題が生じないかなど、いろいろな心配を持たれます。

　当院では、お子さんや家族が安心して治療に向き合えるよう、小児科医、看護師、院内学級の教師、メディカルソーシャルワーカー、病棟保育士、ホスピタルプレイスペシャリスト（遊びを通じて療養を支える専門家）など、多くの専門スタッフが協力して治療をサポートしています。

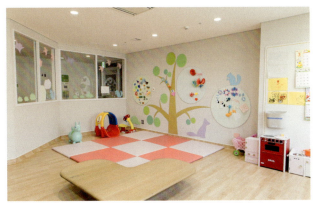

写真1　病棟プレイルーム

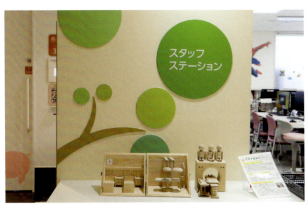

写真2　スタッフステーション

子宮頸がんのスペシャリストによる女性の気持ちに寄り添う最新治療

産科婦人科 **黒川 哲司** 副科長・准教授　　産科婦人科 **吉田 好雄** 科長・教授

子宮頸がんとは

　子宮は、お腹の下の真ん中あたりに位置し、大きさは「なすび」程度です。形は、丸い形をした体部と、その下に連続して細長く膣につながっている頸部があります。子宮頸がんは、この頸部にできるがんです。

子宮頸がんの原因は

　最近、子宮頸がんの主な原因として、ヒトパピローマウイルス（HPV）の感染が関与することが明らかにされました。この発見は医学会において大きな出来事で、発見した科学者は2008年にノーベル賞を受賞しています。

　HPVはおよそ100種類ありますが、その内の一部が子宮頸がんの発生と関係があるといわれており、多くは性交渉によって感染します。そのため、近年の若年者の性行動の活発化に伴い、子宮頸がんは若年者に増えています（図1）。

　当院は、私たちの住む福井県におけるHPVの感染状況を、約7500人の住民を対象に調査を行いました（図2）。その結果は、25歳から29歳までの方に一番感染率が高く、6〜7人に1人感染しており、30歳代では10人に1人が感染していることが分かりました。40歳代、50歳代、60歳代と年齢とともに感染率は下がっていきます。もちろん感染している方がすべて子宮頸がんになるわけではありませんが、感染者は子宮頸がんを発生する可能性があり、また、どのような方が、がんに進展するかは未だ不明です。このように、子宮頸がんは、皆さんの身近に潜むがんの1つであることに間違いありません。

子宮頸がんの治療

　子宮頸がんの治療は、がんの広がりに合わせ、手術・抗がん剤（化学療法）・放射線を組み合わせて行います。国内では、婦人科腫瘍の専門家が婦人科悪性腫瘍研究機構（Japanese Gynecologic Oncology Group：JGOG）をつくり、子宮頸がんにおいても、どのようながんに、どの組み合わせで治療を行うことが、子宮頸がんの治療成績を向上させるか検討してい

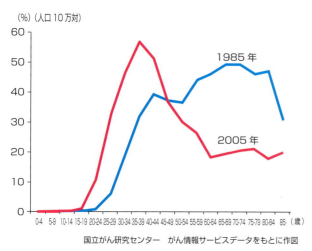

図1　子宮頸がん発生率の推移

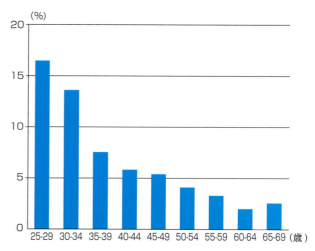

図2　子宮頸がんになる危険のあるHPVの感染率

パート1　安心と信頼の病院をめざして

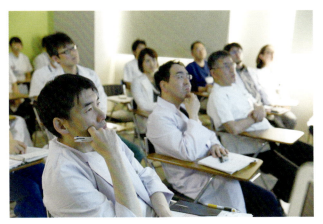

写真　カンファレンス

ます。当科はJGOGの中核をなし、臨床研究に積極的に参加し、最新の治療をいち早く患者さんに提供できるように努力しています（写真）。

子宮頸がん手術の合併症を減らし患者さんにやさしい治療の取り組み

子宮頸がん手術の合併症の1つに尿の出が悪くなったり、尿が溜まった感じがなくなったりすることがあります。これは、がん細胞をしっかり取り除くために、その周囲にある尿を出すための神経を傷つけてしまうからです。当科は、この合併症を減らすために、子宮頸がん手術の神経温存療法を採用しています。可能な限りがんを根治し、なおかつ最大限に患者さんの生活の質を温存するように取り組んでいます。

将来、妊娠したい患者さんには子宮を可能な限り温存

将来、妊娠を希望する患者さんであっても、これま

で、ごく初期の子宮頸がん以外は、標準的治療として子宮全部を摘出し、妊娠をあきらめていただいていました。しかし近年、浸潤がん（がん細胞が体の組織内で増殖して広がった状態）で、がん細胞の広がりが小さいものに関しては、子宮を温存できる「広汎子宮頸部摘出術」を行っています（図3）。この術式は、がんのある子宮頸部の周辺だけを切除して、奥側の子宮体部と膣をつなぎ、妊娠に必要な機能を残す手術です。当科では、2014年に福井県内でいち早く採用し、現在まで3人の患者さんの希望にお応えしてきました。

この治療の目的は、妊娠・分娩に至り、元気な赤ちゃんを見守るところまでと考えています。この術式の問題は、腫瘍の根治性だけではなく、妊娠しづらく、妊娠しても早産（予定日の約1か月以上前に出産に至ってしまう）になることが多いことが挙げられます。そこで、不妊チームと周産期チームと協力して、より安全に妊娠・出産していただけるよう努めています。

私たちが行う頸がん治療のメリット

子宮頸がんは若年化してきており、妊娠前に発見されたり、妊娠中に発見されたりすることもあります。それ故に、高度な不妊治療チームや早産に対応する総合周産期母児医療センターを備えている当院は、子宮頸がんの治療に適していると考えています（図4）。

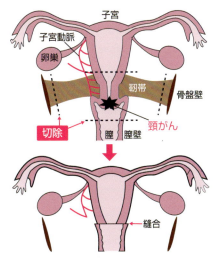

図3　広汎子宮頸部摘出術

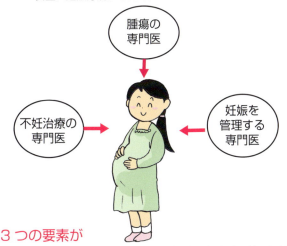

3つの要素が備わっているのが「福井大学医学部附属病院 産科婦人科」

図4　私たちが行うメリット

不妊症・不育症とハイリスク妊娠

産科婦人科 折坂 誠 講師　　産科婦人科 吉田 好雄 科長・教授

不妊症・不育症のカップルが増えています

　結婚されたカップルの多くが「子どもは2～3人欲しい」といわれます。ところが実際には、赤ちゃんを望んでもなかなか妊娠できない不妊症や、せっかく妊娠しても流産を繰り返す不育症のため、悩み傷ついている夫婦が大勢いらっしゃいます。

　不妊症カップルは6組に1組、不育症カップルは50～100組に1組といわれています。実に5組に1組の夫婦が、何らかの理由で赤ちゃんに恵まれないというのが現状です。

1. 不妊症の検査と治療

　私たちが治療にあたる不妊症カップルは、女性不妊（卵巣が弱くて排卵しづらい・卵管の通りが悪い・子宮内膜症・子宮筋腫）と、男性不妊（精子が弱くて少ない）が、複雑に重なり合っているケースがほとんどです。

　そこで私たちは、まず女性に最適と思われるホルモン治療や手術を行い、少しでも妊娠しやすい環境を整えます。

　それから男性の精子の状態に合わせて、①SEXのタイミング指導、②人工授精（排卵のタイミングで子宮に精子を注入する）、③体外受精（卵巣から採り出した卵子に精子をかけ合わせる）、④顕微授精（採り出した卵子に1匹の精子を直接注入する）など、さまざまな治療を試みています（写真1）。

ここが安全・安心

　私たちは、できるだけ自然に近いかたちでの妊娠を

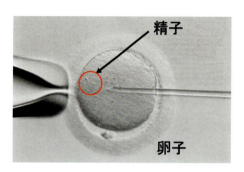
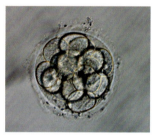
培養3日目の胚
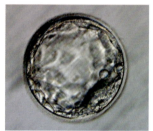
培養5日目の胚盤胞

写真1　顕微授精の様子

心掛けており、すべての患者さんに体外受精や顕微授精をお勧めはしていません。ただ40歳前後の高齢女性も多く、時間の余裕がほとんどない場合、治療にはスピード感も必要です。

　当科は高度な不妊治療を行うことのできる生殖医療専門医を擁しており、最適な治療法を最速で提案することができます。1つひとつの治療について、その有効性と限界を客観的な数字を用いてお話し、よく納得していただいてから治療をスタートします。

　当院では、不妊治療で7割の患者さんが妊娠されていますが、40歳以上では半数以上が流産してしまうため、実際に出産できる方は6割に過ぎません。残念ですが、どんなに頑張っても妊娠・出産できない患者さんはおられます。不妊治療に伴う肉体的・精神的・経済的ストレスと比べて、妊娠・出産の可能性がきわめて低いと総合的に判断した場合は、こちらから不妊治療の終結をお勧めするケースもあります。

2．不育症の検査と治療

　女性がせっかく妊娠しても、6回に1回は流産してしまいます。流産の原因は、ほとんどが受精卵すなわち赤ちゃんの弱さですので、どうすることもできません。

　ここでいう不育症とは、お母さん側に何らかの原因があって流産を繰り返すタイプです。受精卵が子宮に着床するまでは大丈夫なのに、その先の妊娠を維持するのが苦手という患者さんです。

　不育症は精密検査をしても半数が原因不明であり、まだまだ分からない部分も多いのが現状です。一方で、子宮に奇形やポリープ・筋腫が潜んでいたり、子宮の血液のめぐりがよくない患者さんには、有効な治療法が確立しています。とにかく一度、子宮の状態をきちんと検査してみることが大切です。

ここが安全・安心

　不育症の理由になりそうな子宮の奇形やポリープ・筋腫を見つけたら、子宮鏡というカメラを用いて積極的に手術を行っています。また、子宮の血流が悪くなる抗リン脂質抗体症候群といった自己免疫疾患が疑われる場合は、アスピリン（飲み薬）やヘパリン（注射）を用いて子宮の血流を改善し、より強い胎盤ができるようサポートしています。

　当院では、不育症の治療で8割以上の患者さんが無事に出産しています。一方で、流産を繰り返すうちに年齢が重なってしまい、妊娠できなくなる患者さんもいらっしゃいます。ちなみに、流産の手術は子宮にダメージを与えることがありますので、手術を極力避けるようにしています。

3．不妊症・不育症女性の出産はハイリスク

　不妊症や不育症の女性がうまく妊娠し維持できたとしても、その出産はリスクが高いことが分かっています。

　不妊症の女性が妊娠すると、早産や妊娠高血圧症候群（妊娠中毒症）・妊娠糖尿病になりやすく、赤ちゃんも低出生体重児や周産期死亡のリスクが高いといわれています。さらに体外受精や顕微授精で妊娠した場合は、前置胎盤や常位胎盤早期剥離（はくり）といった胎盤異常のリスクも高まります。ちなみに当院で出産時の出血量を調べたところ、体外受精・顕微授精の患者さんの出血量は、自然妊娠の方の2倍でした。

　不育症の患者さんも、早産や妊娠高血圧症候群（妊娠中毒症）・低出生体重児のリスクが高まります。

ここが安全・安心

　当科では、不妊症・不育症の治療を通じて、患者さんの背景を知り尽くした生殖専門医が、妊娠・出産を担当する産科チームも兼任し、お母さんと赤ちゃんが無事に退院するまで責任をもって見届けることにしています（写真2）。

　胎児の超音波検査を得意とする産科専門医や、赤ちゃんのプロである新生児専門医も擁しています。妊娠のスタートから出産、赤ちゃんのケアに至るまで、ベストな医療を提供できるのが私たちの強みです。

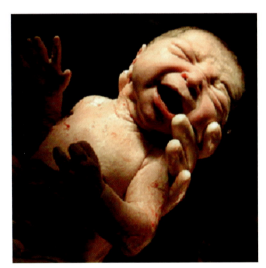

写真2　元気に生まれてくれました！

睡眠障害の診断の決め手となる検査
──ポリソムノグラフィー

神経科精神科　東間 正人（ひがしま まさと）副科長・准教授　　神経科精神科　和田 有司（わだ ゆうじ）科長・教授

睡眠障害の現状

ある調査では、日本人の5人に1人が、「眠れない」と回答し、通院患者さんの20人に1人が、睡眠薬を服用しているといわれています。しかし、睡眠障害の原因が十分に検査されずに治療が行われているのが現状です。特に不眠症以外の睡眠障害の診断には専門的な検査が必要となります。

睡眠障害の弊害

睡眠の量（睡眠時間）あるいは質（睡眠の深さ）が十分にとれないと、日中の眠気や集中力低下をきたすだけでなく、居眠り運転による交通事故などの重大な社会問題を引き起こすことになります。さらに睡眠障害が放置されると身体疾患の悪化やうつ病などの精神障害の誘因となることも少なからずあります。

不眠症以外の代表的な睡眠障害 過眠症と行動異常

「図1」に代表的な睡眠障害と症状をまとめました。
「よく眠っているはずなのに、日中眠くて仕方がない」と感じている方の中には、自分が睡眠障害であること自体に気づいていない方もいます。この場合、過眠症の可能性があります。代表的な過眠症に、睡眠時無呼吸症候群（むこきゅうしょうこうぐん）（睡眠中に息が止まる）、周期性四肢運動障害（ししうんどうしょうがい）（筋肉がピクつく）があり、睡眠の質を低下させます。日中突然眠気が起こるナルコレプシーを含め、過眠症の原因を明らかにし、適切な治療を行うための検査が必要です。

また睡眠中に突然起き上がり、眠りながら夢の内容に影響されて予想外の行動をとるレム睡眠行動障害では、思わぬ事故につながることもあります。

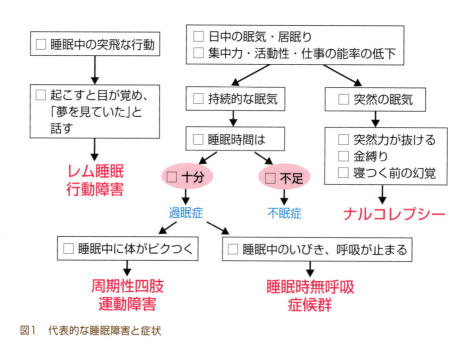

図1　代表的な睡眠障害と症状

パート1　安心と信頼の病院をめざして

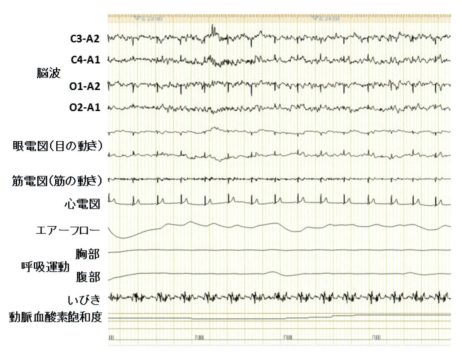

図2　ポリソムノグラフィー

睡眠中のてんかん発作

　睡眠中のピクつきや突飛な行動は、てんかんが原因で起こることがあります。発作が睡眠中に起こることはまれではありません。会話や行動がまとまらないために、単なる寝ぼけと片付けられることもあります。てんかんは脳の過剰興奮によって起こる病気で、睡眠障害とは全く治療が異なります。てんかんと睡眠障害の正確な診断が必要となります。

睡眠検査ポリソムノグラフィー

　睡眠の質の低下とその原因を調べる検査が、ポリソムノグラフィーです。睡眠中の脳波、目の動き、心電図、呼吸、動脈血酸素飽和度（血液に酸素が十分取り込まれているかを示す指標）を同時に記録します（図2）。脳波によって、睡眠の質が客観的に評価されます。加えて、エアーフロー、胸部と腹部の動きと動脈血酸素飽和度によって呼吸状態を評価し、筋電図とビデオ撮影によって筋肉の運動やけいれんおよび行動を調べます。この検査によって、睡眠の質が低下する原因や睡眠時の行動異常を明らかにし、睡眠障害を診断します。

　さらにポリソムノグラフィーに含まれる脳波検査によって、てんかんの診断も可能となります。
　検査のため、神経科精神科病棟にある特別な病室に3日間入院し、2夜の睡眠時ポリソムノグラフィーを記録します。ポリソムノグラフィーの結果と診断は、退院後に外来にて説明し、その診断に応じて適切な治療を提案します。
　当院は福井県内でポリソムノグラフィーを実施している数少ない病院であり、神経科精神科は睡眠障害とてんかんの診断と治療を専門としています。
　心当たりの症状のある方は相談してください。

治療抵抗性統合失調症に対する非定型抗精神病薬クロザピンの使用

神経科精神科　小俣 直人（おまた なおと）　講師

神経科精神科　和田 有司（わだ ゆうじ）　科長・教授

統合失調症とは

　統合失調症の統合とは、思考や行動、感情などをまとめていく能力のことです。この能力が損なわれるのが統合失調症で、考えや気持ちがまとめられなくなり、日常生活に支障をきたす疾患です。

　主な症状としては、実在していないものを実在するかのように知覚してしまう幻覚、誤った考えを確信してしまい訂正ができない妄想など（陽性症状：通常は存在しない目立つ症状）のほか、感情の起伏がなくなり、自分の殻に閉じこもって周囲との交流が持てなくなること（陰性症状：通常存在するはずなのに欠如してしまった地味で捉えにくい症状）もあります。より早く治療を受けることが重要で、それにより患者さんは自立した社会生活に復帰することが可能となります。

抗精神病薬による治療

　治療の基本は、抗精神病薬という薬を中心とした薬物療法です。これに、症状や回復の程度に応じて修正型電気けいれん療法や精神療法、作業療法などが行われます。薬物療法の中心となる抗精神病薬は、神経伝達の乱れを修正する薬です。当初は、特に陽性症状に効果を発揮する定型抗精神病薬という薬が用いられていました。しかし、これらの薬は陰性症状にはあまり効果はありません。また、副作用としてパーキンソン病のような症状などが出てくることが多いという問題がありました。

　このような定型抗精神病薬に代わって、最近では非定型抗精神病薬という薬が用いられることが増えてきました。ただ、非定型抗精神病薬には血糖値が高くなったり体重が増加したりする傾向があるので、その点には注意が必要です。

非定型抗精神病薬クロザピンとは

　一方、患者さんの中にはいくつかの非定型抗精神病薬を服用しても症状が改善しなかったり、あるいは副作用のために服用を継続できなかったりする人がいます（治療抵抗性統合失調症）。クロザピンは非定型抗精神病薬の1つで、神経学的な副作用が少ないことも知られていました。1971年からヨーロッパを中心に使用されるようになりましたが、無顆粒球症という重大な副作用が生じる可能性が明らかとなり、国内で使用されることはありませんでした。しかし、その後の調査で、ほかの薬剤には反応しない統合失調症の治療に効果があることが明らかとなり、2009年からは国内でも使用されるようになりました（商品名クロザリル）。

　前述の無顆粒球症や高血糖など副作用への懸念から、クロザピンの使用はクロザリル患者モニタリングサービス (Clozaril Patient Monitoring Service: CPMS) に登録された医療機関で行われる必要があります。当院は、2010年6月に福井県では最初にCPMSに登録されました。以後、当科では血液内科や内分泌内科、薬剤部などと連携を取りながら同剤を用いた治療を行っており、良好な治療成果を上げています。

　クロザピンを開始するためには、それまでに複数の非定型抗精神病薬を服用してきても症状が改善しない場合や、副作用に関する基準を満たしている必要があり、また、患者さん本人または代理の人が同剤使用に同意して、患者さんがCPMSに登録された上で、CPMSに登録された医療機関に入院する必要があります。クロザピンを用いた治療をご検討されている場合は、当科までご連絡ください。

難治うつ病の治療法
——無けいれん性通電療法（mECT）

神経科精神科　松村 由紀子　助教　　神経科精神科　和田 有司　科長・教授

無けいれん性通電療法とは

　うつ病とは、気分が晴れない憂うつな状態が1日中続き、不眠、食欲不振、倦怠感、やる気・物事への興味・喜びの感情が出てこない——などの症状がみられる脳の不調です。過労やストレスが関係していることが多いのですが、それだけでは説明がつかないほどの状態が持続し、休養だけではなかなかよくなりません。抗うつ薬を中心に、薬物療法で治療しますが、薬物療法をしてもなかなかよくならない患者さんがまれにいます。当院では、そのような難治うつ病の患者さんに対して、無けいれん性通電療法（mECT）という治療を行っています。

　電気けいれん療法とも呼ばれる通電療法の歴史は古く、1930年代に精神疾患の治療法として、ヨーロッパで開発されました。最初の抗うつ薬の登場が1950年代ですから、いかに長く支持され続けてきた治療法であるか、お分かりいただけることでしょう。

　通電療法は、精神科医療とともに技術的に進歩し、より安全で副作用の少ない方法となりました。そして全身麻酔・筋弛緩薬を使用することで、けいれんを生じない方法として開発されたのが、無けいれん性通電療法です。しかし、この治療には、麻酔科医師の協力が必要となり、当県で施行できる病院はわずか数か所のため、当院には他院から通電療法依頼の紹介が数多くあります。

通電療法の方法

　当院での通電療法の方法を紹介します（図）。1週間に約2回の頻度で、手術室にて麻酔科医師による全身静脈麻酔のもと、精神科医師が施行します。心電図や脳波、筋電図のモニタリングを行い、通電の時間はわずか5〜7秒程度で、麻酔で眠っている間に終了し、恐怖感や苦痛を伴うことはありません。

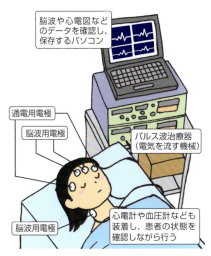

図　mECT

前夜から絶飲絶食などの措置が必要で、手術室や麻酔科医師の調整も必要なため、入院治療で行います。重篤な副作用や死亡はごくまれで5万回に1回程度と考えられ、これはお産の危険より小さいくらいです。時に、物忘れ、頭痛、ふらつき、嘔気がみられることもありますが、いずれも軽症で一過性で回復します。しかもパルス波治療器（サイマトロン®、写真）という最新機器が開発されてからは、副作用はさらに軽減しています。

　通電療法は、薬物療法に比べて、即効性があり、また有効率が8〜9割と高いことが特徴です。だいたい6〜12回で症状が完全に消失する程度にまで治り、終了後は通常の薬物療法で、うつ症状のぶり返しを防いでいく方針となります。

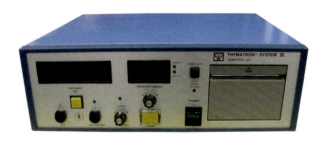

写真　mECTに使用されるパルス波治療器／サイマトロン®
米国ソマティックス社
（光電メディカル ホームページより）

全身管理のスペシャリストによる安心・安全な周術期管理

麻酔科蘇生科　伊佐田 哲朗　助教　　　麻酔科蘇生科　重見 研司　科長・教授

麻酔とは

「手術」には、痛みと大きなストレスが伴います。その痛みとストレスは、手術後の回復にも大きな影響を与えます。そこで、手術時に痛みを感じないよう患者さん自身をストレスから守ることが「麻酔」の主な役割です。また、手術は痛み以外にも人の体にさまざまな影響を及ぼします。麻酔は手術が安全に行えるように、その特別な環境に置かれた患者さんの状態を普段通りに維持することを目的とした全身管理という医療行為です。

麻酔の方法

麻酔の方法は、全身麻酔と局所麻酔の2つに大別されます。全身麻酔には、吸入麻酔や静脈麻酔があり、局所麻酔には、表面麻酔、局所浸潤麻酔、伝達麻酔（脊髄くも膜下麻酔、硬膜外麻酔）などがあります。患者さんの全身状態や合併症、病気の部位、手術方法や手術時間に応じて、全身麻酔と局所麻酔を組み合わせるなどして、最適な麻酔方法を決めます。

全身麻酔について

全身麻酔の特徴としては、①意識がなくなる、②痛みがなくなる、③筋を弛緩させる、④有害反射を抑制する、という条件を満たすものとされます。患者さんにとってみれば眠っている間に手術が終わることになりますが、実際には通常夜間にスヤスヤ眠っているときのようなわけではなく、全身麻酔薬によって呼吸が弱まったり血圧が下がったりと、非常に特殊な環境になっています。したがって麻酔中は患者さんの状態を

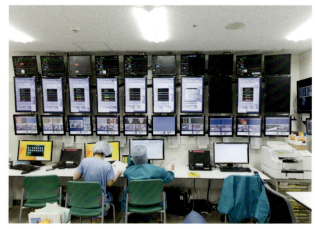

写真1　全手術室の監視

刻々とチェックし、麻酔薬の投与量を調節して安定した状態に保つと同時に、手術中のさまざまな変化に応じて、各種薬剤を投与しその反応を確認、そこから追加投与や薬剤の変更もします。

呼吸状態に対しては、気管挿管という、人工呼吸用のチューブを用い、吸入酸素濃度を調節して、機械による人工呼吸を行うことで、安定した呼吸を保ちます。

また輸液（点滴）の調節、手術による出血に対しての輸血速度の調節など、あらゆることをさまざまな指標から判断、コントロールして生命の安全を図る必要があります。

麻酔科医の役割

麻酔を飛行機で空を飛ぶこと、麻酔科医の仕事をパイロットに例えることができます。訓練されたパイロットや機体の整備、十分に計画された飛行予定などにより、その安全飛行が支えられているのと同様に、麻酔科医と手術室のスタッフは安全な手術を遂行するため努力しています（写真1）。

麻酔科医は、手術中の患者さんの痛みを感じないようにするのはもちろんのこと、体の状態と手術の状態

を見ながら心臓の動き、呼吸状態、血圧などを監視、コントロールして、体への有害な影響を最小限にくい止め、状態を安定させるように全身管理をしています。また手術中の管理のみならず、術前、術中、術後にわたって絶えず全身状態を良好に維持、管理できるようにするための、患者さんの命の番人の役目を果たしています（写真2）。

ここが最高

当科では、厚生労働省の定める麻酔科標榜医、日本麻酔科学会が認定する麻酔科認定医、麻酔科専門医、麻酔科指導医を擁しています。安全に麻酔を行う専門的知識を有する、プロフェッショナル集団です。患者さんが安心して治療を受けられるよう、最高・最新の知識を取り入れつつ、日々の診療を行っています。

術前外来と周術期外来

麻酔科蘇生科では、小さなお子さんから超高齢者まで幅広い年齢層の患者さんの、あらゆる疾患の手術に対して、年間多数の手術麻酔に対応しています。全身麻酔で手術を受ける際には術前に麻酔科医が診察をし、患者さんに対し、「術前外来」にて予定の麻酔についての説明をしています。術前診察の結果から、全身状態や手術の種類・時間などを考えて、一人ひとりに応じた最適の処置を決めます。

また、中には重篤な合併症を伴う患者さんの手術もありますので、術前外来とは別に、より詳しい検査や説明をするための「周術期外来」も開いています。

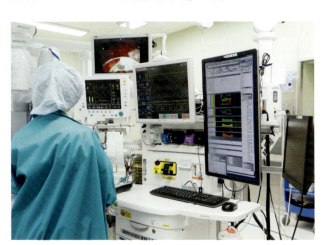

写真2　全身麻酔による管理の様子

ここが安全・安心

手術前には術前外来、周術期外来を設け、患者さんの全身状態の把握に努めています。そして手術にあたっては、患者さんの全身状態を把握するために、全身麻酔のモニターとして、心電図、血圧計、パルスオキシメーターから血中酸素飽和度測定、呼気ガスモニター、眠っている指標とされるBISと呼ばれる脳波モニターなど、基本的なモニターをすべての手術で行っています。さらに必要時には観血的動脈圧や中心静脈圧、肺動脈圧の測定などを行い、より詳細な体の状態を把握します。また、組織酸素飽和度（INVOS）や筋弛緩モニター（TOF）といった、より専門的な機器も使用しています。

ここが最先端

前述のような全身麻酔中の患者さんのデータを、一画面上に表示して値の変動を把握することで、患者さんの全身状態を評価し、手術中における麻酔方針の決定や、担当医と指導医の意思疎通を図っています。

世界初となることとして、手術室全室で自動麻酔記録器に麻酔薬と鎮痛薬の血中濃度と効果部位予測濃度をトレンドとして表示させて、それらとBIS値を色付けしたチャートとの表示によって、覚醒状態なのか適正な麻酔状態なのか、ひと目で分かるようにしています。さらに、観血的動脈圧波形から脈拍変動や1回拍出量変動を、パルスオキシメーターからは灌流インデックスという指標を表示させ、いち早く輸液や輸血の対応ができるようにしています。

安心・安全な周術期管理を

現在の麻酔は非常に進歩しています。当院の麻酔科医は、皆さんに安全に麻酔を受けていただけるように、努力を続けています。

ビリビリ、ジンジンした痛みに！
神経障害性疼痛の特別な治療

麻酔科蘇生科　松木 悠佳　助教　　　　麻酔科蘇生科　重見 研司　科長・教授

神経障害性疼痛とは

　ビリビリ、ジンジン、チクチクとした痛みが長く続き、この痛みによって長く悩まされ続けていませんか。いわゆる神経障害性疼痛と呼ばれるもので、タレントを起用した疾患啓発キャンペーンにより認知度が広まっています。神経障害性疼痛とは、さまざまな原因によって神経が異常な興奮をすることで起こる痛みのことです。病気の名前としては、三叉神経痛や腰痛症、頸椎症、帯状疱疹後神経痛、坐骨神経痛などがあります。

神経障害性疼痛の誤解

　ビリビリ、ジンジンした痛みで病院へ行くと、「これは脳にしみ込んだ痛みですね、治療は困難だし、時間もかかりますよ」とか「ただの痛み止めでは治らないですよ」と医師から言われたことがありませんか。「脳にしみ込んだ痛みって、この痛みは存在しないの？」「痛み止めではなく精神病の薬が処方されているし、ウソだと思われているのかな？」と、誰でも少し不安になりますよね。

　神経障害性疼痛は、痛みが長く続くと多くの要因が複雑にからみ、痛みをより感じやすくなり、さらに痛みが増す悪循環が生じるといわれています（図1）。それに応じたさまざまな対処法や治療法が必要とされます。したがって、痛み止めの薬を飲んで、すぐに治まる痛みとは違うということを説明するのに「脳にしみ込んだ痛み」という表現がされているのであって、決して痛みそのものを疑っていたり、ウソだと思っていたりするわけではないのです。

神経障害性疼痛の治療方法

　神経障害性疼痛の治療には、①薬による内服治療（薬物療法）、②神経の近くに針を刺して薬を注射する治療（神経ブロック療法）の2つがあります。

①神経障害性疼痛の最新の薬物療法

　薬による内服治療としては、痛みの悪循環を断つわけですが、精神病の薬である抗うつ薬が神経障害性疼痛に効果があるということは経験的に古くから知られていて、その仕組みも少しずつ解ってきました（図2）。皮膚から痛み信号が入ると、脳が「痛い」という信号

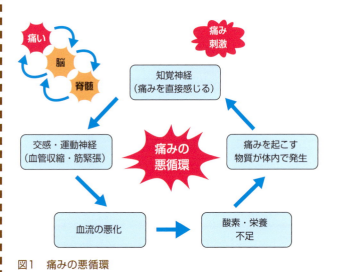

図1　痛みの悪循環

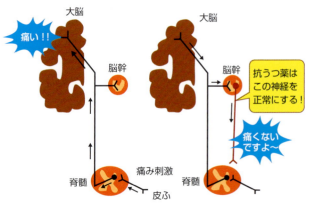

図2　痛みを感じるメカニズム

を受けとります。痛みに関する神経の経路には、「痛い」という信号を脳に伝える経路と、逆に「痛い」という信号を抑える経路（痛くないですよという信号）の2つがあります。皆さんが普段経験する痛みは、「痛い」という信号が脳に伝わった後、「痛い」という信号を抑える信号が逆に伝わることにより痛みが治まります。しかし、神経障害性疼痛が長引いている患者さんでは、この「痛い」という信号を抑える経路に異常が生じていて、痛みが治まらず長引いているのです。

　近年、この異常が生じている神経を正常に戻す抗うつ薬が登場しました。この薬により、長年痛みを抱えてきた患者さんの痛みを抑えることができるようになりました。ですから、これらの抗うつ薬を処方されたからといって決して心配する必要はありません。

●薬物治療の副作用

　しかし、抗うつ薬にも副作用があります。最も多い副作用は眠気です。他に、ふらつきや、めまい、便秘、口の渇き、頭痛などがあります。それほど症状が強くなければ様子をみますが、症状が強い場合は、薬の量を減らしたり中止したりします。また車の運転にも注意が必要です。

②**神経障害性疼痛の注射による治療（神経ブロック療法）**

　さて、神経障害性疼痛に対しては、神経科や、整形外科、脳神経外科など多くの科が、これら薬物治療に独自の治療法を交えて治療を行っています。私たちペインクリニック科は、もともと麻酔科であり、本来は手術患者さんの痛みを取るための技術を応用します。痛い場所の神経の近くに薬を注射することで、一時的に神経の興奮を抑え、痛みで傷ついた部位を効果的に治療する方法、いわゆる神経ブロック注射を併用して痛みの悪循環を断ちます（写真1）。ただし、注射の嫌いな人には決して無理強いをしません。ほかにも、温かい光を当てる方法（光線療法）や、鍼灸や漢方薬を用いた治療法（東洋医学）なども駆使しています。

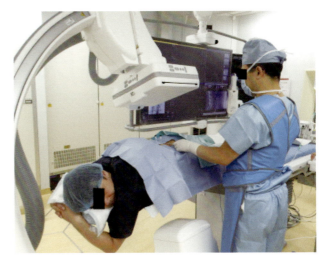

写真1　神経ブロック注射

ここが当院の最先端

　神経ブロック注射を行うとき、X線撮影を行いながら治療する方法があります。普通のX線撮影では、平面の写真しか見えないので、神経や骨の位置を正確に把握することができません。しかし、当院には、ほかの施設にはない最新のX線撮影の機器があり、立体的に神経がある場所を映し出すことが可能で、それを見ながら神経ブロック治療を行います（写真2）。

　この方法で、より正確に神経の近くに針を刺し、痛み止めの薬を神経の近くに投与できるので、より効果的に痛みを取ることができます。神経を直接刺してしまったり、目的とは異なる場所に薬を流してしまうことや、不必要に多量の薬液を注入することなどの副作用や合併症を減らすことができます。

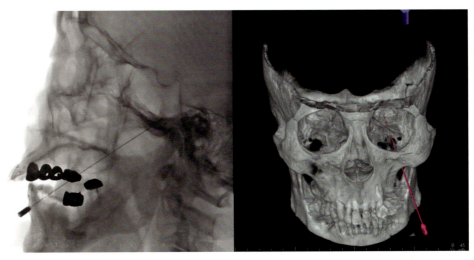

写真2　神経ブロック治療を行うためのX線写真。左：普通のX線写真　右：立体的なX線写真

放射線画像診断とIVR
画像を通じ臨床各科の診療を支える

放射線科　木村 浩彦　科長・教授

診断と治療を行う放射線部

　当院の放射線部は大きく分けると、診断部門とIVRを含めた治療部門から成り立っています。診断部門では、さまざまな機器を使って体の外から病気を発見したり見極めたりしています。IVRは、血管内治療手技を用いて患者さんの病巣に直接治療介入を行います。放射線治療については、別項（「がんの最新放射線治療」106ページ）を参照してください。ここでは画像診断とIVRについて説明します。

3種類の画像診断

　まず画像診断によく利用される3種類の機器（CT、MRI、PET）について説明します。

1. CT

　360度方向からX線を体に当て体を通過したXP線を検知し、コンピュータで処理し、体を輪切りにした断層画像を作り出します。例えば、成人の頭部では15枚程度の画像を作成し、出血、梗塞、腫瘍などを診断します。頸から腹部領域では500〜600枚と膨大な画像が作成されます。これらの膨大な画像をもとに、さまざまな断面も再構成され利用されています。

2. MRI

　強力な磁石を使って検査を行うもので、簡単にいうと、体を構成している水の状態を画像としてとらえることができます。例えば、MRによる脳血管画像（MRA）や、水の微細な動きに注目した拡散強調画像は、急性期の脳梗塞の診断に力を発揮します。ただし1回の検査に最短でも30分程度かかることと、検査中の機器の音がうるさいなどの欠点があります。一方、被曝はなく、CT検査では見えない病気が見つかるなどの利点もあります。

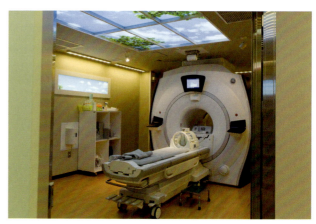

写真2　MRI

3. PET

　ここ十数年でかなり普及したものです。体を維持するためのエネルギー源にブドウ糖があることはよく知られていると思いますが、一般にがん細胞は、正常細胞に比べてブドウ糖を多く消費することが分かっており、この性質を利用します。つまり、ブドウ糖と類似した物質FDGを患者さんに注射し、その分布をPETカメラで撮影します。FDGが集まる部位は、がん細胞である可能性が高いということになり、一度の注射と検査で全身のチェックができるところに特徴が

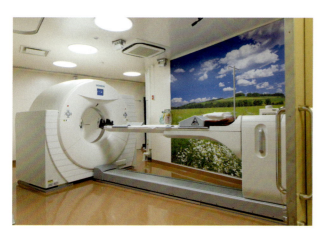

写真1　PET-CT

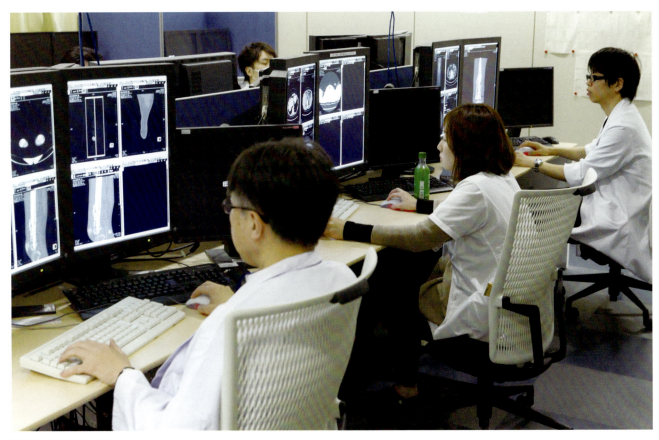

写真3　MRI読影室

あります。がん細胞の性質を直接画像化しているともいえます。CTとPETは、いわゆる放射線を利用するもので、残念ながら被曝は問題になります。

これらの体の外から病気をとらえる検査機器には、それぞれ利点と欠点があります。それらをうまく組み合わせてより正確な診断をすることが肝要です。例えば、食道や胃、大腸などの消化管の病気の見極めには内視鏡が、胸部、肝臓や膵臓の病気にはCT検査が大きな役割を果たします。中枢神経系の病気にはMRIが欠かせませんし、がんからの転移や治療後の再発の有無に関しては、全身を一度に調べることのできるFDG-PET検査が役に立ちます。

しかし残念なことに、これらの画像を駆使しても診断には限界があります。例えば、肺のCT検査で発見されるがん細胞は数mm以上の大きさが必要ですし、FDG-PET検査も小さな病変の検出は苦手であり、また、がんだけでなく、ほかの理由でFDGが集まることもあります。つまり「検査で異常がなかった」ということは厳密にいえば「今回の検査機器で検出されるような異常は見つからなかった」という意味です。各検査機器の利点と欠点、そして限界を知った上で、それらを組み合わせて使うことにより、病気の診断、治療などに大きな力を発揮するのです。

当科の診断専門医は、これらの画像をもとに、患者さんの病態、状況、病気の診断などについて、検査報告書を作成し各診療科の先生に渡します。先生方はそれも参考にしつつ、患者さんに対して病気の説明や、治療方針の決定をしています。

IVRとは

IVRとはInterventional Radiologyの略で、血管内治療という、患者さんへの負担の少ない、やさしい治療法です。具体的には、血管内にカテーテルを挿入し、血管を通じてがん病巣に到達し、治療として抗がん剤を動脈内より直接投与したり、動脈を塞栓したりすることで病巣の制御を目指す治療法です。また、交通事故などによる、骨盤骨の骨折や腹部の臓器の損傷に伴う出血を止めるためにも、IVRの治療法が必要です。放射線診療科のIVRの専門家が各診療科の依頼により、この診療にあたっています。

がんの最新放射線治療

放射線科 **塩浦 宏樹** 副科長・准教授　　放射線科 **木村 浩彦** 科長・教授

がんに対する放射線療法とは

　放射線治療とは放射線という目に見えない光線を患部に当てて、がんを殺すという治療です。がん治療において、放射線治療は外科手術、化学療法とともに治療の3本柱の1つであり、単独治療として行われる場合もありますが、多くは化学療法や手術療法とも併用して施行されます。

　放射線治療の特徴としては、がんを切らずに治すということがあります。がんが治るかどうかは、がんの放射線に対する感受性やがんの進行の程度が影響します。また、がんのある臓器を切除しないので、正常な臓器を温存し、機能が保たれる可能性があります。また、放射線治療は通常は30回程度に分割して治療するために1回当たりの体に対する負担は少ないという特徴があり、かなりの高齢者でも治療可能です。

どんながんに有効なのか

　放射線治療が適応されるがんとしては、肺がんと乳がんが最も多く、次いで前立腺がん、口や喉などの耳鼻科系のがん、また、食道がん、子宮がん、脳腫瘍、悪性リンパ腫などにも応用されます。

放射線治療の副作用

　放射線治療では、がんを狙って放射線を照射しますが、どうしてもがんの周りの正常組織にも少ない割合の放射線が照射されます。また、放射線が通過する組織にも影響があります。正常組織に放射線がかかるとその部位には一時的な炎症が発生します。皮膚では紫外線による日焼けと同じような症状が出る場合がありますが、いずれも治療後1～2週間で徐々に軽快してきます。

最新の放射線治療の特徴
――新型のリニアックを用いた高精度放射線治療について

強度変調放射線治療（IMRT）とは

　強度変調放射線治療（IMRT）と呼ばれる高度な治療は、放射線を照射する各方向からの放射線ビームに強弱をつけて、周囲の大事な組織や臓器の線量を低くして、複雑な形をした病巣の形状に合わせて照射する方法です。マルチリーフコリメータ（多分割絞り）と呼ばれる厚さ0.5cmの遮蔽体をコンピューターで制御して、複雑に動かすことにより放射線の強弱を作ります。IMRTにより正常な組織の副作用を軽減することができます。

IMRTの治療対象について

　当初は限局型前立腺がんを対象として開始しましたが、その後、頭頸部腫瘍、婦人科腫瘍、脳腫瘍などIMRTの適応される領域が拡大してきています。

前立腺のIMRT

　前立腺がんのIMRTでは、直腸と膀胱の線量を減量することが可能となります（写真1）。通常の放射線治療では直腸や膀胱からの出血が数％の人に認められるのに対して、IMRTを使用することにより、直腸や膀胱の出血の頻度を減らすことが可能です。

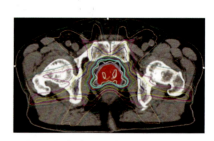

写真1　前立腺がんに対するIMRT

パート1 安心と信頼の病院をめざして

頭頸部のIMRT

頭頸部腫瘍（口や喉などのがん）では、IMRTを使用することにより、耳下腺や口の線量を減らしつつ、病巣には十分な放射線を照射することが可能となります（写真2）。IMRTにより唾液の減少や口の中の炎症を減らし、治療中、治療後の生活状態の改善に役立ちます。

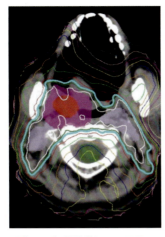

写真2　中咽頭がんのIMRT

IGRT搭載リニアックと同室MDCT

画像誘導放射線治療（IGRT）とは、治療の位置を決める際に、従来は皮膚のマークで行っていたのに対し、X線画像を用いて位置を正確に決めて行う治療です。新リニアックでは、治療用のX線を用いて画像を撮影し、その画像を使用して治療の位置を自動で修正することができ、従来に比較して格段の正確さで治療を行うことが可能となります。

当院の特徴としては、IGRT搭載の新リニアックと同室にMDCT（多検出器型の高速CT）が設置されており（写真3）、同室MDCTを使用して、より正確に腫瘍の位置を合わせることが可能です。この同室MDCTを用いたIGRTで正確に位置の補正を行い、IMRTの治療を実施しています（写真4）。

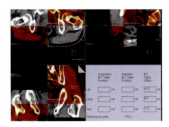

写真4　同室MDCTを用いた位置補正

高精度のピンポイント照射（定位的放射線治療）について

IGRT搭載の新リニアックと同室MDCTを用いて、高精度のピンポイント照射が施行可能です。小さな脳腫瘍や肺腫瘍に対して、同室MDCTで正確な位置を決定し、その後に病変部に集中的に放射線を照射することで、精度が高く、効果も高い治療が可能です（写真5）。

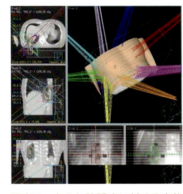

写真5　小さな肺腫瘍に対する定位的放射線治療

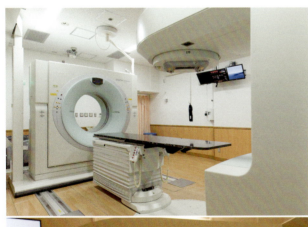

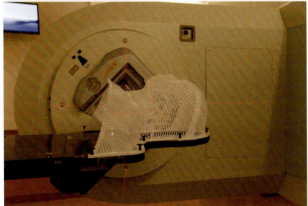

写真3　IGRT搭載新リニアックと同室MDCT

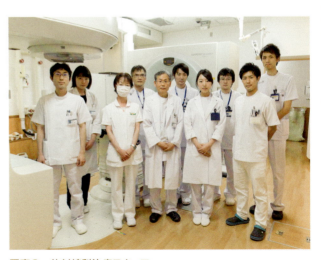

写真6　放射線科治療スタッフ

コラム

完治を目指した消化器疾患の研究

消化器外科学教室

五井 孝憲 教授　廣野 靖夫 講師　村上 真 講師　小練 研司 助教
森川 充洋 助教　藤本 大裕 助教　横井 繁周 助教　呉林 秀崇 助教
成瀬 貴之 医員　西野 拓磨 医員

がんの時代に対する取り組み

　現在では日本人の2人に1人が「がん」になり、3人に1人が「がん」で亡くなる時代となりました。そのうち死亡数が最も多いのは、肺がんで、続いて大腸、胃、膵臓、肝臓といった消化器がんが6〜7割を占めています。特に、大腸がんの死亡数は2012年には女性1位、男性3位となり、50年前に比べて8倍に増加しました。当教室では、第1に手術中心とした治療にて病気が完治することを目指し、技術の向上に同志が切磋琢磨しています。また1990年前半からは、遺伝子レベルでの治療も必要となることを考え、研究を開始し、手術外科療法と遺伝子を加味した両面から、がんの克服を目指して研究に取り組んでいます。

　最近では、大腸がん細胞株を用いた実験系において、がんの増殖や血行性転移に関連する因子を見出し（写真1）、さらには独自の技術で作製した抗体によって、がん細胞の増殖・転移の抑制を導くことを見出し、新規治療法に向かって研究を重ねています。

成人病：糖尿病に対する膵島移植への取り組み

　膵島移植は、1型糖尿病の治療法として、膵臓移植と同様に国内でも施行可能になりました。しかし膵島移植は、臓器移植と比較し、移植の簡便性では優れている一方で、ドナー不足と膵臓の処理過程の煩雑さのため、十分量の膵島が確保できないことが大きな課題です。これを克服するために、良質な膵島の分離法、培養保存法、凍結保存技術法について研究に取り組んでいます。

　最近では、蚕の繭から抽出されるセリシン（絹タンパク）や、ラッキョウから抽出されるフルクタンの細胞保護効果により、膵島分離における収量の増加が認められました（写真2）。また培養保存においてもセリシンやフルクタンによって無血清培地での培養保存が可能で、より安価に行えることも見出しています。

　現在、医療工学分野とタイアップし、より安全で簡便な膵島移植デバイスの開発とその最適な移植部位の研究を継続しています。

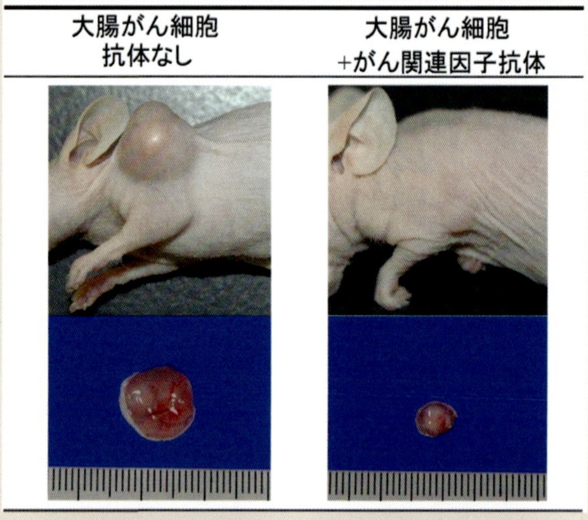

写真1　がん増殖／転移関連因子抗体による腫瘍増殖の抑制

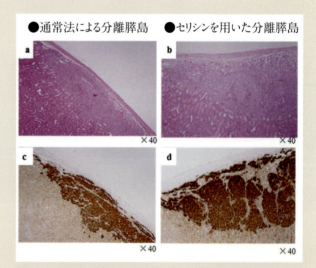

写真2　腎被膜下移植後の膵島（a,b;H-E, c,d:insulin 染色）
セリシンを用いて分離した膵島は、コントロールと同様、移植後28日目でも腎被膜下に生着していた

パート2 安心と信頼の病院をめざして

各診療部・センター

最高最新の医療を支える さまざまな臨床検査

検査部 杉本 英弘（すぎもと ひでひろ） 技師長
検査部 濵田 敏彦（はまだ としひこ） 前技師長
検査部 飛田 征男（ひだ ゆきお） 主任
検査部 木村 秀樹（きむら ひでき） 部長・診療教授

国内最高レベルの検査を迅速かつ正確に診療科へ提供

当部では、全自動分析装置と高度な特殊検査装置を用いて、正確な検査結果を診療科へ迅速に提供し、精度管理の水準を国内最高レベルで維持しています。大学病院の最新治療を支えるために、先進医療に必須の特殊検査、質量分析による原因菌の迅速な同定、さらには最新超音波機器を用いた主要臓器に関する高次元の質的検査も積極的に実践しています。このように当部は、患者さんが安心して最高で最新の医療を受けていただくための基盤を提供しています。

大腸がん治療の先進医療を支える薬物測定

近年、大腸がんの治療は急速に進歩していますが、大腸がんの死亡者数は年間4万人を超え、さらに増加を続けていることから、新しい抗がん薬治療（化学療法）が求められています。大腸がんの代表的な化学療法の1つに、「FOLFOX6療法」という治療があります。これは、フルオロウラシル（5-FU）という抗がん薬を長時間かけて点滴する方法に、別の種類の抗がん薬と、抗がん薬の作用を強める薬を併用する治療で、2週間ごとに繰り返して行います。

これまで、5-FUの投与量は、患者さんの体格（体重や身長から計算した体表面積）に基づいて決定していました。しかし、同じ体格の人に同じ量を点滴しても、薬の吸収や代謝には個人差があるため一部の患者さんには効果があっても、別の患者さんにはあまり効果がなかったり、副作用に苦しんだりするケースがあります。このため、患者さんごとにきめ細やかな5-FU投与量の調整を行い、治療に理想的な血液中の5-FU濃度を保つことで、抗がん効果や副作用の軽減が期待できるといわれています。

当院では、「FOLFOX6療法」の点滴時に血液中の5-FU濃度を正確に測定し、次回に治療で投与する5-FUの量を決定する医療技術により、大腸がんに対してより効果的で安全な治療を行っています。この治療は、特に高い技術と充実した設備を必要とする先進医療の1つであり、厚生労働大臣が認めた大学病院など全国5施設（2016年1月現在）で行われています（写真1）。

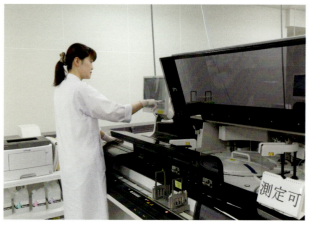

写真1　フルオロウラシル（5-FU）測定装置

質量分析計による迅速な原因菌の特定

感染症の治療には、原因となる微生物を特定し、効果のある抗生剤などの治療薬を選択していくことが重要です。微生物検査では、2つの検査が主な業務とな

ります。1つは、感染部位から採取された検査材料を培養し、発育してきた原因菌の菌名を決定する同定検査で、もう1つの検査は、その菌に対してどの抗生剤が効くかどうかを判定する薬剤感受性検査です。生化学検査や血液検査のように、その日に結果が得られる検査と異なり、菌の発育を待って検査するため結果報告までには、おおよそ4日から10日が必要となります（結核菌の場合は2か月かかる場合もあります）。

時間のかかる検査をより早いタイミングで報告し、適正で効果のある抗菌薬を1日でも早く投与できれば治療期間の短縮（在院日数の短縮も含めて）につながります。この治療期間の短縮を可能にする装置として、微生物検査に従事する臨床検査技師の目の前に、突然現れたのが質量分析計（マトリックス支援レーザー脱離イオン化質量分析計）です（図1）。

この装置は、2002年にノーベル科学賞を受賞された田中耕一博士が考案した技術を基に細菌同定検査法に応用されたもので、当院でも2015年より日常検査で導入しました。これにより、菌名決定までの期間を最大で3日間も短縮することが可能となり、難治性感染症への早期治療などに貢献しています（図1）。

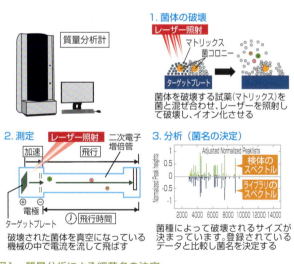

図1　質量分析による細菌名の決定

最新技術を用いた超音波検査

超音波（エコー）検査はテクノロジーの進歩が著しく適応臓器も幅広くなり、日常診療において欠くことのできない検査となっています。近年、組織の相対的なひずみ（ストレイン）の程度を見る方法が、心臓や肝臓などのエコー検査にも用いられています。さらに、CTやMRI検査の画像情報を超音波装置に融合することが可能となり、診断精度が飛躍的に向上しています。

虚血性心疾患を疑う場合、心エコー検査での評価は局所心筋における内膜の変化と収縮期の壁厚の増加を視覚的に観察することで行われています。しかし、このストレイン法を用いると、視認では評価が困難な微細な心筋の動きも簡単に同定でき、潜在している心筋病変を検出できます。また、この方法は、急性心筋梗塞後の左室機能改善の予測や抗がん剤による薬剤性心筋障害の早期発見にも有用とされています。超音波センターでは、循環器内科で実施している難治性心不全患者さんの心臓再同期療法の適応評価でも用いています（図2、3）。

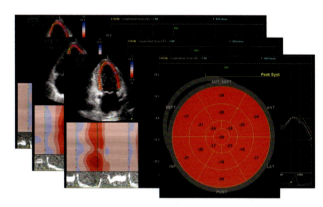

図2　心臓　ストレイン（正常例）

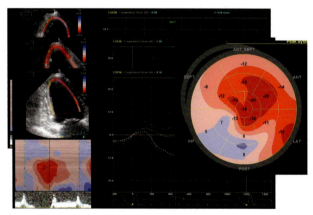

図3　心臓　ストレイン（虚血性心疾患）

C型慢性肝炎などの慢性肝疾患の場合、腹部エコーと合わせてストレイン法で観察すると肝線維化の進行度が把握できます。また、肝腫瘍が存在すれば、その病巣の硬さは増しているので診断に有用です。消化器内科では処置エコーとして、ストレイン法と画像情報の融合を備えた最新超音波装置を使用し、肝臓がんの治療法の1つであるラジオ波焼灼術（RFA）の術中モニタリングや、治療効果判定を実施しています。

最先端医療を提供する高機能手術室

手術部 **佐藤 一史** 副部長・准教授　　手術部 **吉田 好雄** 部長・教授

最先端医療機器が配備された手術室

当院手術部では、手術室を10室有し、24時間体制で年間5000例以上の手術が行われています。外科系で13科、内科系で7科の合計で20の診療科が手術室を利用しています。

2014年9月に新築移転した現在の手術部には、広い手術室スペースに種々の最先端医療機器が配備され、高度で先進的な治療を行っています。以下にこの「高機能手術室」における手術機器や治療について紹介します。

ハイブリッド手術室

通常のメスなどを用いる観血的な外科手術のみならず、血管内手術を行えるように、最新の高解像血管撮影装置を配備した手術室です（写真1）。血管内手術は通常放射線部で行われますが、ハイブリッド手術室は清浄度が高く、緊急時にも速やかに対応できるという点で、感染対策や医療安全面で非常に優れています。

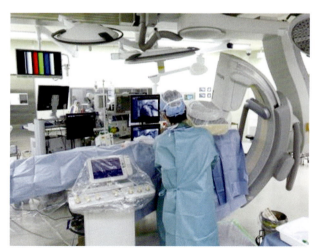

写真1　ハイブリッド手術室

術中CT

1997年、当院の手術室に国内初の自走式術中ヘリカルCT装置が導入されて以来、これまで1300例以上の手術に利用しています。現在のCTは新築移転時に更新された最新鋭装置です（写真2）。術中CTは、主に脳神経外科で使用され、特に脳腫瘍や脊椎・脊髄の手術にはきわめて有用です。術中に病変や脳の状態が分かるため、手術の確実性、安全性が向上します。脳腫瘍手術での術中の画像を「写真3」に示します。

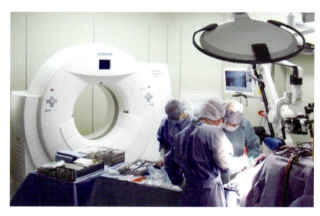

写真2　術中CT装置を使用した脳神経外科手術

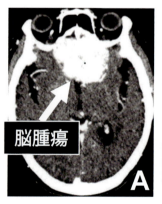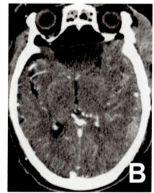

写真3　脳腫瘍の術中CT画像
A：手術直前、B：摘出後。腫瘍が全摘出され、脳にも異常がないことが確認できる

内視鏡手術・手術支援ロボット手術（ダヴィンチ）

近年、内視鏡手術が急速に普及し、多くの診療科で行われています（写真4）。胸腹部臓器のみならず、関節や脳の手術にも特殊な内視鏡が使用されています。内視鏡手術は、皮膚切開が小さく早期に離床できて回復も早く、何といっても低侵襲（体に負担の少ない）であることがメリットといえます。

この内視鏡が、さらに進化したものが手術支援ロボット装置（ダヴィンチ）です（写真5）。2013年に福井県内で初めて当院に導入され、現在まで約150例の手術を行いました。術者は直接患者さんに触れることはなく、遠隔操作でロボットアームを作動させます。アームの精緻な動きにより、従来の腹腔鏡手術よりも精度が高く安全な手術が可能であり、さらなる手術成績の向上が期待されます。ロボット手術の医療保険適用は、これまで前立腺がんのみでしたが、2016年4月より腎がんにも適用が拡大され、手術件数も着実に伸びています。

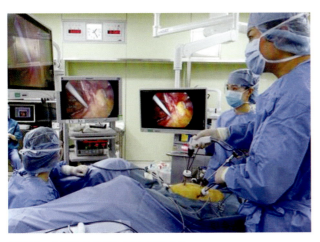

写真4　内視鏡を使用した婦人科手術

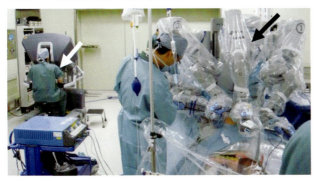

写真5　ロボット支援装置「ダヴィンチ」（黒矢印）による前立腺がん手術。白矢印が術者

ナビゲーション手術

手術で使用するナビゲーションシステムは、カーナビと同じ原理です。病変（車の場合は目的地）に向かうルートをコンピューターが案内してくれますので、道に迷うことがないのは車の運転と同じです。脳神経外科、整形外科、耳鼻咽喉科などの手術で汎用されています（写真6）。術中CTと連動させたナビゲーション手術も行われ、より精度と安全性の高い手術が可能です。

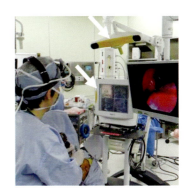

写真6　ナビゲーションシステム（矢印）を使用した耳鼻科手術。耳鼻科用内視鏡も併用している

電気生理学的神経モニタリング

神経機能の温存のために、種々の神経モニタリングが行われています。脳神経外科手術、整形外科の脊椎手術、耳鼻咽喉科の顔面神経に関連する手術などで汎用されています。

覚醒下手術

大脳にある言語中枢を温存するための特殊な脳神経外科手術です。主に言語中枢近くの脳腫瘍の摘出術で行われ、特に腫瘍の境界が不鮮明なグリオーマの手術にきわめて有用です。言葉を理解したり喋ったりできる「覚醒状態」での手術であり、高度な麻酔技術が必要です。

術中蛍光診断（光力学診断）

蛍光色素を利用して、腫瘍や血管などを描出する技術です。5-ALAという物質を手術の数時間前に内服し、脳に紫外線を当てると腫瘍が赤く光ります。これにより腫瘍の境界が分かりやすくなり、摘出が容易になります。また、ICGという色素を静脈内に投与して近赤外線を当てると血管が光ります。術中では主に血流の評価に利用されています。

1秒でも早い急性心筋梗塞の治療開始を目指して
——クラウド型心電図伝送システム

救急部 木村 哲也（きむら てつや） 部長・診療教授

近年、医療は驚くほどの進歩を続けており、救命率も大きく向上しています。しかし、命は助かったものの、元通りの日常生活を過ごせないような障害が残ったのでは、満足すべき治療とはいえません。救命だけでなく、いかに後遺症がなく元気に社会復帰できるかも大切です。

特に、脳梗塞（のうこうそく）などの脳神経系の病気や、心筋梗塞（しんきんこうそく）などの心血管系の病気の場合、分単位の治療の遅れが、その後の機能回復に大きな影響を及ぼします。治療が迅速に行われるには、病院での治療だけでなく、家庭や学校など一般市民による初期対応や、救急隊による搬送時間の短縮など、病院外での活動も、とても大切なのです。それぞれが適切に連携し、スムーズに流れていくことが良い結果につながります。治療は発症の現場からすでに始まっているといえるでしょう。

急性心筋梗塞の場合

特に迅速な治療開始が重要な代表的な病気の1つが急性心筋梗塞です（図1）。「締め付けられるような突然の胸の痛み」「冷や汗」などが典型的な症状で、中年以降のタバコを吸う男性に多い病気です。心臓に栄養を送る血管が閉塞（へいそく）してしまうことが主な原因で、一刻も早く、閉塞した血管を再開通させる治療（カテーテル治療）を行うことが、救命率を高めるために極めて重要です。

また、治療の開始が遅れると、心機能の回復が不十分となり、せっかく退院しても、息切れやむくみなどの心不全症状が残存してしまい、その後の日常生活に大きな負担を強いられることになってしまいます。特に発症から90分以内に治療が行われると心機能の回復が良好だとされます。しかし、体に異常を感じ救急車を要請しても、それで心筋梗塞の診断がつくわけではありません。病院で心電図検査を行うことが必須となります。これでは病院に到着するまでの間に手遅れになってしまいかねません。

クラウド型コンピューティングシステムを用いた情報伝送システム

当院では、救急現場と病院との間での連携がスムーズになることを目的に、クラウド型コンピューティングシステムを利用した医療情報伝送システムを取り入れています（図2、写真1）。

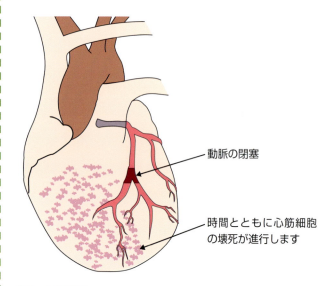

図1 心筋梗塞
- 動脈の閉塞
- 時間とともに心筋細胞の壊死が進行します

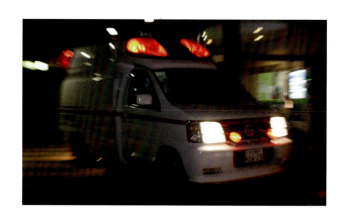

パート2　安心と信頼の病院をめざして

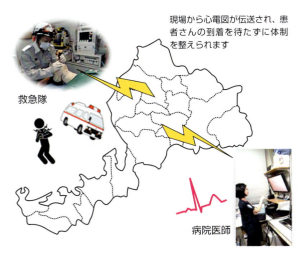

図2　クラウド型心電図伝送システム

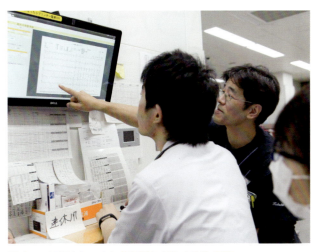

写真1　伝送されてきた心電図を判読する救急医

　このシステムは、救急現場で救急隊員が心電図や状況写真などの情報を記録し、インターネットを介して病院や医師に伝送するというものです。これまでも電話回線を用いて伝送する試みはありましたが、電波の不安定さなどの理由でなかなか実用化されませんでした。しかし、インターネット環境の進歩により、画像や動画などの容量の大きい情報も安定して通信することができるようになりました。また、インターネットを利用するため、電話のように1対1でなく、一度に多くの人の間で情報を共有できるようにもなりました。

　このシステムの導入により、患者さんがまだ現場にいるうちに医療情報が病院に伝えられるため、治療時間が大きく短縮されるようになりました。これまでは、患者さんが病院に到着してから心電図検査を行い、急性心筋梗塞の診断がついてから、治療の準備を始めていましたが、今では、患者さんが到着する前から専門医チームや治療室をスタンバイしておくことが可能となり、到着と同時に迅速な治療が開始できるようになりました。特に、山間部や沿岸部など、心筋梗塞に対するカテーテル治療ができる病院までの搬送距離が長い地域で、その効果を発揮しています。

　福井県は全国でも有数の長寿県とされますが、急性心筋梗塞の人口当たりの死亡率は全国に比較して高く、男女とも全国ワースト10内に入っています。このシステムがさらに普及すれば、心筋梗塞の治療成績が上がり、福井県の長寿ランキングはもっと上がるかもしれません。

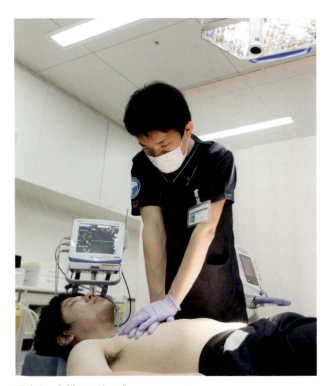

写真2　心臓マッサージ

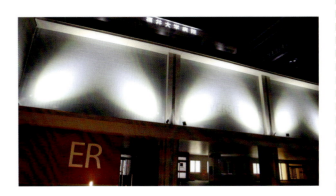

私はいったいどこで相談したらいいの？

総合診療部　伊藤 有紀子　助教　　　　総合診療部　林 寛之　部長・教授

「総合診療部」って何？

「半年前から○○の症状があるけど、どこに相談に行けばいいのか分からない」

どんな方も体の不調を感じることがあるでしょう。ほとんどの方は自然に治っていきますが、一部の方は体の不調を抱えたまま日常生活を送られたり、症状について、かかりつけの先生に相談してもスッキリしない方もいます。

大学病院はそれぞれ専門分化しているため、どこで相談したらいいか分からないという声をよく耳にします。当科は、患者さん自身を全体的に捉えて診療することを得意としています。また、患者さんの症状の中から病気への診断を探ることも得意としています。どこに行けばいいか分からないときは、まず当科に相談してください。当科で診療することもありますし、必要ならば専門科に紹介することもあります。

また、かかりつけの先生に相談してもスッキリしない症状について悩みを抱えている場合には、可能であ

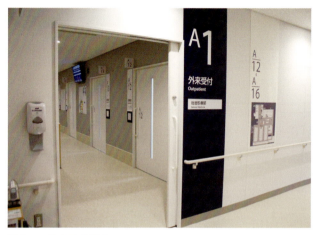

写真1　総合診療外来

れば、かかりつけの先生からの紹介状を持参されると、より詳しい診察ができます。当科も2017年4月から新しく外来ブースが増え、プライバシーの守られた空間で診察を行っています（図、写真1）。お気軽にお越しください。

こんな患者さんを診察します

●総合診療部外来（写真2）

月～金曜　午前9時～午前11時まで
＊医療相談は午前8時30分から
＊初めての方も診察はできますが、可能なら紹介状があると、より詳しい診療ができます。

医療相談後、当科では主に以下のような患者さんを診察しています。

- 診断がついていない
- 急性の風邪や腹痛などの症状がある
- 健康診断で引っかかった
- 多くの臓器の症状が複雑に絡み合っている
- 身体的な問題だけでなく、心理・社会的な問題も絡んでいる

このような患者さんを診察するのを得意としてい

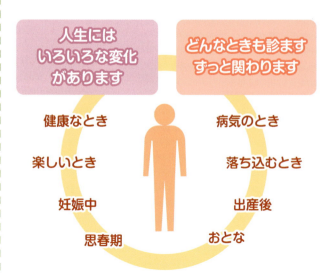

図　総合診療部の診療とは？

パート2　安心と信頼の病院をめざして

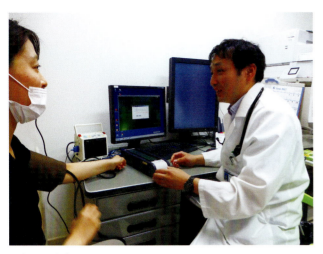

写真2　診療風景

ます。患者さんの健康にとって切実な問題についてはどんなに些細なことにでも、きめ細かく対処するよう努め、必要に応じて専門診療科に相談します。

また状態が安定してきたら、「地域のかかりつけ医」を持つようにお勧めしています。

●特色

診療において患者さんの健康上の問題を広い視野から対処し、患者さん一人ひとりの良き相談相手になることを目指しています。

禁煙外来

タバコをやめたくてもやめられない、喫煙習慣に悩んでいる方はいませんか？

タバコが体に悪いということは分かっていてもやめられない、そんな方は多いのです。それはニコチン依存症という病気です。この病気は自分ひとりではなかなか達成できません。病院のサポートを受けながら、禁煙を続けてみませんか？

当科では、毎週水曜に禁煙外来を行っています。医師や看護師が患者さんの喫煙歴をきちんと把握した上で、禁煙補助薬の処方や治療の経過を見守ります。禁煙中に吸いたくなるような症状が起こっても、診察で相談することによって続けていくことができます。条件を満たせば、健康保険などを使って禁煙治療が可能です。

「身近な人がタバコを吸っていて心筋梗塞になった」「孫が生まれるからそろそろ禁煙してみようかな」など、タバコの害が気になったときこそがタバコをやめる一番の機会です。禁煙を考えている方は、ぜひ相談してください。

●禁煙外来の予定（写真3、4）

完全予約制です。禁煙に興味が出たら、まずご連絡ください。

【日時】毎週水曜　14時〜

初回の診療では健康保険を利用できるか、ニコチン依存症かどうかをチェックします。12週間を基本とし、その間に5回の診察を行います。

【連絡先】0776－61－3111（内線5199）

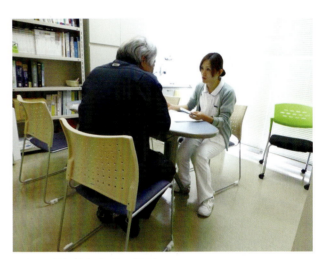

写真3　禁煙外来（予診の様子）

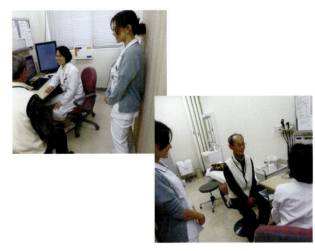

写真4　禁煙外来（診察の様子）

障害を受けた脳を守る脳低温療法

集中治療部 藤林 哲男（ふじばやし てつお） 診療教授　　集中治療部 重見 研司（しげみ けんじ） 部長・教授

脳低温療法とは？

脳低温療法は、何らかの原因で障害を受けた脳がそれ以上悪くなることを防止するため、脳だけでなく体全体の体温を低く保つ治療法のことで、低体温療法ともいいます。

この治療は、1963年のヨーロッパで、5歳の子が凍結した水中に20分近くいて体温が24℃まで下がったにもかかわらず、後遺症なく救命されたという報告があり、以後も同様の救命報告が世界でも相次いだため、低体温は脳を保護する作用があるのではないかと考えられ、はじめられた治療です。

どうして低体温が障害を受けた脳にいいのでしょう？

通常、脳が重大な障害を受けた際には脳組織にむくみが起こるほか、脳組織にとって良くない物質が脳組織自身から放出され、どんどん組織が壊されていきます。脳の温度を下げることにより、脳組織があまり酸素を使わなくてすむようになり、脳組織の破壊を食い止めることができるのです。

どんな脳の障害に行われる治療なのでしょうか？

頭部外傷のほか、脳出血、くも膜下出血、蘇生後脳症（そせいごのうしょう）（心肺停止の蘇生後に生じる脳の損傷で低酸素脳症ともいいます）などに行われます。ただし先に述べた脳の障害があっても、血が固まりにくい病気、重症の感染症、妊娠中、血圧や脈が不安定、頭蓋内出血（ずがいない）、心停止する前から意識がないなどの方は行うことはできません。

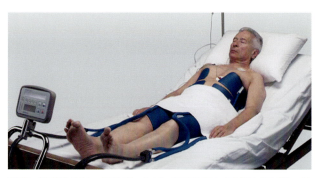

写真　脳低温療法。特殊ジェルパッドで効率よく体温を下げる。体温はコンピューター制御でコントロール可能

実際にどのように治療を行うのでしょうか？

脳低温療法は脳に障害を受けた後、速やかに実施します。時間に関しては、さまざまな議論がありますが、4時間以内が1つの目安となります。

具体的な方法は、体表面に水冷式のブランケットを当てて冷却したり（写真）、冷たい輸液を行ったりして、体温を32～34℃程度に下げます。目標の体温に到達したら、約12～24時間その低体温を保ち、その後ゆっくりと体温を戻すことになります。体温を35℃以下に下げようとすると、全身の筋肉の収縮を繰り返して冷えすぎた体を元に押し戻そうとする、シバリングという生体防御反応が起こり、放っておくと患者さんは体力を消耗しきってしまいます。そこで、脳低温療法では、同時に筋弛緩薬、鎮静薬、鎮痛薬を使用します。また、不整脈や電解質異常が生じたり、感染症にかかりやすくなったり、血が固まりにくくなったりなど命にかかわる合併症への注意が必要です。脳低温療法は高度な治療なので、24時間監視体制が整ったICUで実施します。

当院では、年間数例の方が、この治療を受けられますが、後遺症なく社会復帰できるようにスタッフ一丸となって取り組んでおります。

パート2　安心と信頼の病院をめざして

危険な敗血症を集中治療する

集中治療部　齊藤 律子（さいとう りつこ）　特命助教

集中治療部　重見 研司（しげみ けんじ）　部長・教授

敗血症とは

「敗血症（はいけつしょう）」とは、感染症もしくは感染の疑いがある患者さんが臓器障害（ぞうきしょうがい）を合併した病気の状態をいいます。

全世界では数秒に1人が敗血症で命を落としています。敗血症はあらゆる年齢層がかかる重症で、死亡率も高い病気です。そこで世界的にこの敗血症で命を落とす患者さんの数を減らすキャンペーンを続けています。

当院では、2016年ICUに入室した患者さんのうち約40人（6％程度）が敗血症でした。

敗血症の中でも特に重症で、血圧などが非常に低くなる状態を敗血症性ショックといい、その治療においては早期診断・治療および、それに引き続く集中治療が重要になります。

敗血症の治療

敗血症は感染症の1つの状態なので、抗菌薬（こうきんやく）（抗生物質）による治療が基本ですが、血圧が下がるほど重症となり、そうなると抗菌薬だけでは救命できません。病気の種類によっては早急に手術が必要となります。適切な量の点滴を投与することも重要で、時には大量の点滴も必要となります。血圧を上げるさまざまな薬も微調整が必要です。また、合併することの多い呼吸不全に対しては人工呼吸療法（じんこうこきゅうりょうほう）を、そして腎臓の働きが非常に悪くなったときには血液浄化療法（けつえきじょうかりょうほう）などと、あらゆる治療を行う必要があります。

ひと口に人工呼吸といっても患者さんの状態によって、いろいろな補助のかけ方に違いがあります。血液浄化法というのは、一般の方には「透析」という表現のほうが分かりやすいかもしれませんが、もちろんここでいう「透析」と通院で行う「透析」とは違いがあり、各種臓器に負担がかからないようゆっくりと長時間かけて、体の中の老廃物（ろうはいぶつ）や水分を除去します。

以前の集中治療室では、人工呼吸中の患者さんは仰向けで深く眠った状態で管理されていましたが、現在はそのようなことはありません。動かずに長時間ベッドの上で寝ていることで、人工呼吸を外すのに時間がかかったり、その後の精神状態に悪影響を及ぼすことが分かってきました。人工呼吸中であっても、その管による苦痛を軽くした上で目を覚ましてもらい、早期にリハビリを勧めることで人工呼吸から早く抜けだすことが可能になります。場合によってはうつ伏せに寝てもらったり、立ち上がってもらったりしています。

また、苦痛を減らし、眠りのリズムをつけることで集中治療室から一般病棟に移った後の精神状態を良い方向に保てるといわれており、そのように工夫しています。

これらの治療は、特定の科の医師のみで行うものではありません。複数の科の医師と看護師、薬剤師、臨床工学技士、理学療法士など、さまざまな職種でチームを作り、話し合いを重ねながら、より多くの患者さんの命が助かり、また、命が助かるだけではなく、その後、元の日常生活に可能な限り早く戻れるように工夫をし、治療を行っています。

テレパソロジー(遠隔病理診断)による病理ネットワーク

病理診断科/病理部 今村 好章 部長・診療教授

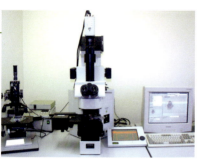

写真1 送信側施設(舞鶴共済病院)のテレパソロジーに用いる機器

テレパソロジーとは

テレパソロジー(Telepathology：遠隔病理診断)とは、画像を中心とした病理情報を電子化し、種々の情報回線を通じて空間的に離れた2病院または多病院間で、病理組織診断・細胞診断あるいはコンサルテーション(セカンドオピニオンを求めること)などを行うことをいいます(図1)。テレパソロジーは旧厚生省(現厚生労働省)の通達により、すでに法律的に認められた医療行為となっています。また、条件付きではありますが、術中迅速(手術中に凍結させた組織からガラススライドを15分程度で作製すること)遠隔病理診断に対しては保険適用がなされています。

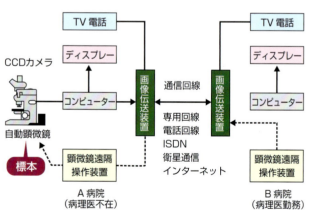

図1 テレパソロジーの基本構築

当病理診断科/病理部におけるテレパソロジー

2000年5月より、当時の検査部病理と舞鶴共済病院がテレパソロジーを開始し、2007年4月からは公立小浜病院とも行っています。送信側施設(舞鶴共済病院あるいは公立小浜病院)で手術中に提出された組織から凍結ガラススライドを作製し、肉眼画像および顕微鏡静止画像を電話回線(Integrated services digital network 回線：ISDN回線＝統合型デジタル通信網)により当病理部に伝送します(写真1)。その画像を当病理部のコンピューターのモニター上で観察して術中迅速病理診断を行い、その結果を送信側施設の手術を行っている医師に電話で報告します。

伝送されてくる肉眼画像および顕微鏡画像を観察する感覚は、顕微鏡でガラススライドを観察する感覚とは異なりますが、病理診断の精度が落ちることは少ないと思われます。しかし、ISDN回線では1枚の画像の伝送に約10秒かかるため、通常の術中迅速病理診断に比べると時間を要することが、欠点として挙げられています。その後、光ファイバーの導入により画像伝送速度は向上しましたが、まだ前述の欠点が解決されるには至っていません。

バーチャルスライドの開発

国内では2000年頃より、バーチャルスライド(Virtual slide：VS)の開発が進められてきました。VSとは、病理のガラススライド全体またはその一部を専用の機械(写真2)でスキャンし、高精細にデジタル画像化したものです。専用のソフトを用いることにより、コンピューターのモニター上で、倍率や位置を自由に変えて瞬時に観察することが可能となります。これまで顕微鏡とガラススライドを用いて行われていた、医学部学生の実習がコンピューターとVSによるものに変わりつつあります。当病理部には、

パート2　安心と信頼の病院をめざして

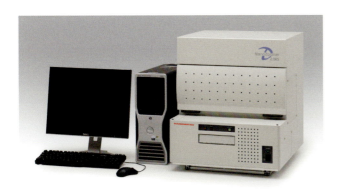

写真2　舞鶴共済病院のVSシステム機器

2008年3月にVSスキャナが導入され、主にセカンドオピニオン目的で他院から持ち込まれたガラススライド(後日他院に返却する必要あり)をデジタル保存するために用いています。

VSを用いたテレパソロジー

2015年4月にはVSスキャナが舞鶴共済病院に設置され、「図2」に示す機器構成でVSによるテレパソロジーを開始しています。このシステムでは、インターネット回線を用いていますが、以前より観察に要する時間が大幅に短縮されることや、より高解像度の画像が得られる(写真3)ことなどから、病理医の診断精度の向上や負担軽減に寄与しています。VSスキャナが導入されれば、県内外の常勤病理医不在の病院とも連携が可能となり、地域医療にも貢献できます。

病理診断コンサルテーションへのVSの利用

現在VSは、前述したように、教育やテレパソロジーに用いられていますが、病理診断コンサルテーション(ほかの病理医にセカンドオピニオンを求めること)にも使用されています。2014年3月に福井赤十字病院病理診断科にVSスキャナが導入され、病理診断の難しい症例についてVSによる意見交換(写真4)を行っています。三重県や滋賀県などではテレパソロジーコンサルテーションネットワークが構築されており、福井県でも現在導入を検討中です。迅速かつ効率的な病理ネットワークが構築できれば厚生労働省が推進するがん医療水準の「均てん化」にも貢献でき、

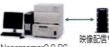
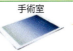

図2　VSを用いたテレパソロジーの機器構成図

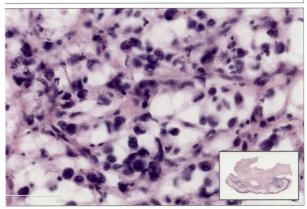

写真3　舞鶴共済病院から伝送された画像
(胃がん症例のがんが取り切れているかどうかの術中迅速病理標本で、標本内にがんが含まれている)

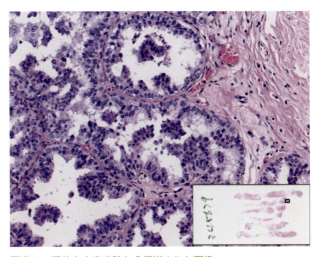

写真4　福井赤十字病院から伝送された画像
(乳腺の一部切除された通常の病理標本で、がんとすべきか否かが問題となった症例。意見交換の結果、乳がんと最終判断した)

地域拠点病院としての大学病院の役割がさらに重要となってきます。

ライフスタイルに合わせ選択が可能な腎不全治療

腎センター 血液浄化療法部 **糟野 健司** 副センター長・副部長
血液浄化療法部 **岩野 正之** 部長・教授
腎センター **横山 修** センター長・教授

3通りの腎不全治療

末期の慢性腎臓病は、昭和40年代までは不治の病といわれていましたが、腎臓の代わりをする腎代替療法を受けることで、新たな人生のスタートを切ることが可能です。

腎代替療法には「腹膜透析」「血液透析」「腎臓移植」の3通りがあります。当院の腎不全治療は、この3つの中から自分に最も合った治療法を選べます。医学的条件だけでなく、ライフスタイルや年齢、性格なども考慮して選択します。3つの治療法は、一度この治療法と決めたら永久にというものではなく、途中で別の治療法に移行することもできます。また、腹膜透析と血液透析の併用療法も可能です。さらに、どの透析療法からも移植はでき、移植後にまた腎臓が悪くなった場合、ほかの透析方法への移行も可能です。

通院回数の少ない腹膜透析

腹膜透析は、お腹にカテーテルという管を入れ、管から腹腔内に直接透析液を注入し、一定時間貯留している間に腹膜を介して血中の老廃物を透析液に移動させます。十分に移動した時点で透析液を体外に排液します。排液後、次の新しい透析液をお腹にためて、これを繰り返してお腹の中を洗うイメージです（図1）。

腹膜透析は、治療時間帯によりCAPD（continuous ambulatory peritoneal dialysis）とAPD（automated peritoneal dialysis）があります（図2）。APDは夜間に機械が自動的に透析液の出し入れをしてくれます。治療効果を上げるためCAPDとAPDを併用する

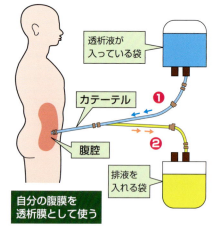

図1　腹膜透析療法

こともあります。通常、通院は月1～2回程度です。透析液バッグの交換は、患者さんが自分で毎日行います。

当院では、すべての腹膜透析液に中性の物を使うことにより腹膜を長持ちさせる治療を行っています。最大の合併症である腹膜炎を起こさないように清潔指導を行っています。腹膜透析は、血液透析に比べ自分の尿が出る期間が長いという特徴があります。

最もスタンダードな腎不全治療

血液透析は、血液を透析膜に通してきれいにして体に戻す方法です。通院は週3回程度です。透析機15台の内、6台を最新のオンラインHDF／IHDF対応、7台を最新のIHDF対応として電子カルテと連動したコンピューター集中監視としています。

透析合併症に対する検査はすべてプログラム化されており、定期的検査と眼科や歯科などの定期受診を組み入れています。心胸比、hANP、血圧、エコーによる下大静脈径、クリットラインモニターを用いたドライウェイト管理、鑑別疾患の除外を含む貧血管理、慢性腎臓病と骨ミネラル代謝異常（CKD-MBD）管理、造影CTによる透析腎がんのスクリーニングなど、透

パート2 安心と信頼の病院をめざして

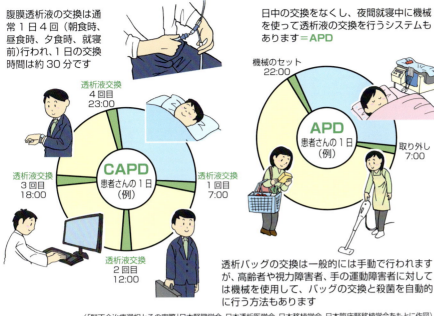

図2　腹膜透析

表　生体腎ドナー（腎臓を提供する人）の条件

生体腎ドナー適応ガイドライン
6親等以内の血族または3親等位内の姻族
20歳以上70歳以下
全身性活動性感染症がない
HIV抗体陽性がない
クロイツフェルト・ヤコブ病がない
悪性腫瘍がない
血圧 140/90mmHg 未満
肥満がない
腎機能が正常（GFR80以上）
タンパク尿がない
糖尿病がない
器質的腎疾患がない

析患者さんの長期予後を視野に検査を行っています。

シャントトラブルには超音波や血管造影検査を行い、関連する泌尿器科、放射線科と協力して治療にあたっています。維持透析のほかに、腹膜透析とのハイブリッド療法、急性腎障害に対する緊急透析導入、アフェレシスによる炎症性腸疾患、免疫性神経疾患や免疫性皮膚疾患に対する治療、CART療法（腹水濾過濃縮再静注法）も積極的に実施しています。

当院の血液透析室は、スタッフカウンターをなくしたことが大きな特徴です。これによってスタッフがカウンターに集まることなく、患者さんと垣根なく、より近い距離で診療にあたることができています。各床ゆとりの幅を確保して手術後や重症患者さんに対応しやすくしています。保存期腎不全の患者教育にも力を入れ、緊急カテーテル導入を防ぐための試みも行っています。

適応が広がる腎移植

腎移植は、血液透析や腹膜透析に比べ通院の頻度や、食事、飲水量、日常生活の制限が少なく、女性の場合は出産できる可能性が大きくなります。

ドナー（提供する方）、レシピエント（提供される方）の年齢は70歳ぐらいまでが目安とされます。2016年、血液型ABO不適合移植の保険適用が認められ、これまで血液型が合わないからとあきらめていた方でも、6親等以内の血族か3親等以内の姻族間で、どんな血液型の組み合わせでも生体腎移植が可能となりました（表）。現在、献腎（死体腎）移植を希望する場合は、日本臓器移植ネットワークへの登録と同ネットワーク関連施設である福井大学病院腎センターへの受診が必要となっています。選定基準は血液型などを点数化して考慮されます。臓器移植法の改定で親族優先提供（生前意思表示のあるドナーから配偶者、子、父母へ）が可能となりました。

福井大学病院腎センターでは腎臓内科と泌尿器科の協力体制が整っており献腎移植、生体腎移植、透析治療を経ずに移植を行う先行的腎移植など多数行ってきました（写真）。さらに従来、拒絶反応で生着が難しかった血液型不適合腎移植や抗HLA抗体陽性腎移植も実施しています。ドナーとレシピエントを全身検査し、計画的な移植を行っています。腎移植専門外来にて術後の通院やドナーのフォローも生涯行っています。栄養管理士、ME技師、看護師、医師を含めた職種横断的カンファレンスを行い、血液透析・腹膜透析・アフェレシス・腎移植・保存期腎不全患者の管理について情報共有を図っています。

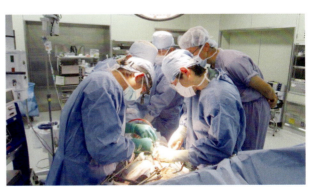

写真　腎センターでの手術

一人ひとりの大切な赤ちゃんにやさしい最新の医療を提供します

総合周産期母子医療センター(NICU、GCU) **奥野 貴士** 助教　　総合周産期母子医療センター(NICU、GCU) **五十嵐 愛子** 特命助教

総合周産期母子医療センター(NICU、GCU) **徳力 周子** 助教　　総合周産期母子医療センター(NICU、GCU) **大嶋 勇成** 教授

NICU、GCUとは

NICU（新生児集中治療室）、GCU（新生児回復室）とは、予定より早く生まれた未熟児や、呼吸困難などの病気の赤ちゃんを、家庭で家族が育てていけるようになるまで治療する施設です（写真）。対象となるのは、MFICU（母体胎児集中治療室）に入院していた赤ちゃんや、切迫早産で母体緊急搬送されるなどして生まれた赤ちゃん、当院以外の産科病院で生まれた病気の赤ちゃんです。

正期産児と早産児・低出生体重児

在胎22週から36週で出生した赤ちゃんを早産児、在胎37週以降に出生した赤ちゃんを正期産児といいます。また、出生体重が2500g未満の赤ちゃんを低出生体重児、1500g未満を極低出生体重児、1000g未満を超低出生体重児といいます。当院NICUには、年間約60人の低出生体重児が入院し、そのうち約20人は極低出生体重児で、約10人は在胎28週未満で出生した早産児です（表）。

未熟児として生まれた赤ちゃんへの治療

在胎週数が短く、低体重で生まれた赤ちゃんの体は未熟です（図）。皮膚は薄くて弱く、通常の室温や湿度では体温や体の水分を保てないため保育器に入ります。

肺が未熟なため、息を吸っても肺が膨らまない新生児呼吸窮迫症候群がまず問題となります。そのため、口から細いチューブを入れて、酸素を濃くした空気を

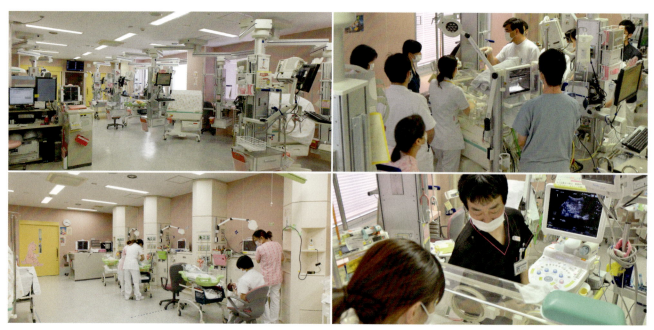

写真　NICU、GCU、回診、診察の様子

パート2 安心と信頼の病院をめざして

	総入院患者数	出生体重1500g未満	人工呼吸管理数
平成25年度	112	12	28
平成26年度	122	17	45
平成27年度	124	20	47

表 過去3年間の当院NICU、GCUの入院患者数と人工呼吸管理数

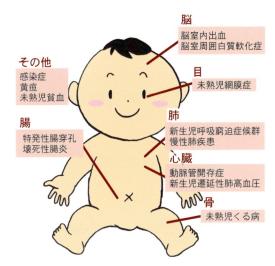

図 未熟児に起こる可能性のある疾患

肺に送り込む人工呼吸を行います。それでも肺が十分に膨らまないときには、サーファクタントという薬剤で肺を膨らみやすくします。早産児では肺がうまく成長していかない慢性肺疾患になることが多く、人工呼吸器による呼吸の補助が必要なくなっても、酸素をしばらく使用し続けることがあります。

生後数日は心臓の働きや血圧が不安定となりやすく、薬剤により調整を行います。出生後数日で本来は閉じるはずの動脈管という血管が閉じず、体に十分な血液が送れない場合には、薬物治療や手術が必要になることがあります。

お母さんが搾乳して母乳は、細いチューブを使って胃に注入して与えます。早産児の腸の壁は弱く、血液の流れの影響を受けやすいため、注入量を細かく調整します。また、成長する上で必要な栄養は太い静脈から点滴で補給します。

脳の発育が重要で、脳の中への出血や脳の酸素不足など、発達の遅れの原因となる合併症を予防するよう治療を行います。そのほか、未熟児特有の貧血、目の網膜の血管の成長不全によって失明の原因ともなる未熟児網膜症、骨の発育不良となる未熟児くる病などに対しても治療を行います。

呼吸困難のある赤ちゃんの治療

赤ちゃんは出生後にうまく泣けないと呼吸ができません。呼吸困難は正期産児にも起こることがあります。赤ちゃんが自分の便を吸い込んでしまう胎便吸引症候群や、肺の一部に穴が開く気胸、そのほかの呼吸障害に対し、人工呼吸器による治療を行います。

また、呼吸困難が続き、肺に血液を送る血管が収縮して、血液が流れにくくなってしまう新生児遷延性肺高血圧には、肺の血管を広げる作用がある一酸化窒素の吸入療法が有効です。当院では、入院する赤ちゃんの4割に人工呼吸管理を行っており、一酸化窒素吸入療法の専用装置を備えています。

重症新生児仮死の治療

経腟分娩でも帝王切開でも、生まれてくるときには赤ちゃんに負担がかかります。出生時の負担が大きいと赤ちゃんは呼吸、心拍、刺激に対する反応が弱く新生児仮死になることがあります。重症の新生児仮死には、体温を34℃に3日間保って、脳を守る脳低温療法を行うことがあります。当院では、低体温の状態を保つことができる新生児専用の装置で対応しています。

家族と一緒に大切な赤ちゃんを見守ります

中には治療が難しい病気や病状の赤ちゃんもいますが、赤ちゃんの誕生を家族の方が喜んで迎えていただけるよう心掛けています。希望される家族の方に、NICUの医師・看護師が出産前にお話し、NICUを見学していただく出生前訪問を行っています。出生後も早期から面会、母乳育児や抱っこができるよう家族の方と話し合いながら治療を進めています。

ここが安心

当院NICU、GCUでは、日本周産期新生児医学会認定の新生児専門医、小児科専門医、看護師で、出生前から退院後の新生児専門外来まで、家族と一緒に赤ちゃんを見守ります。

前置癒着胎盤に対する安全な帝王切開術の開発（子宮底部横切開法）

総合周産期母子医療センター（MFICU） 西島 浩二 講師　　総合周産期母子医療センター（MFICU） 吉田 好雄 センター長・教授

前置癒着胎盤とは

　胎盤が正常より低い位置に付着し、子宮の出口を覆っている状態を「前置胎盤」といいます。その頻度は、全分娩の0.26〜0.57％に上ります。前置胎盤に、胎盤と子宮が癒着（強くくっつくこと）して、はがれなくなる癒着胎盤が合併することがあります。この前置癒着胎盤は、母体死亡につながるような大量出血を引き起こす危険な病気です（図1）。

　前置癒着胎盤は、子宮の内膜が傷つくことなどにより発症します。高齢妊娠、喫煙、不妊治療、帝王切開の既往、流産手術の既往などが原因として挙げられています。近年では、不妊治療の普及、帝王切開数の増加などにより前置癒着胎盤の発症が増えています。

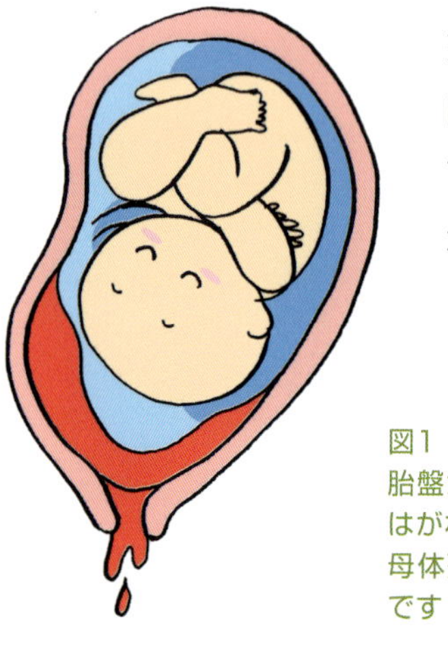

図1　前置癒着胎盤
胎盤が子宮の出口を覆っていて、はがれなくなる前置癒着胎盤は、母体死亡につながる危険な病気です

前置癒着胎盤の治療

　前置癒着胎盤と診断された場合には、安静が必要になります。私たちは、妊娠30週前後からの入院管理としています。妊娠中に出血を認めた場合（このような出血を警告出血と呼びます。いつ大量出血が起きてもおかしくないと警告を受けているのです）には、その時点で入院が必要となります。妊娠33〜34週ごろから、事前にお母さんの血液を採血して（貯血）、大量出血に備える「自己血貯血」が行われます。さまざまな診療科との検討会を繰り返しながら、分娩に向けて万全の態勢を整えていきます。

　前置癒着胎盤の分娩は帝王切開が原則です。通常は、妊娠37週末までに行われます。帝王切開の予定日より前に出血が起きてしまった場合には、緊急帝王切開が必要になります。そのため、前置癒着胎盤と診断された場合には、麻酔科や新生児の集中治療室（NICU）などの設備が整っている大学病院での妊娠管理が望ましいと考えています。出血が大量になると、赤ちゃんだけでなく、お母さんの生命に危険が及ぶこともあります。どうしても出血が止まらない場合には、子宮を摘出せざるを得ないこともあります。

　前置癒着胎盤による大量出血の克服は、産科医にとって永遠の課題です。私たちは、不幸にも前置癒着胎盤になってしまった患者さんを助けるために、新しい帝王切開の手術法を開発しました。それが、「子宮底部横切開法」です。

子宮底部横切開法

　通常の帝王切開は、子宮下部（子宮の下の方）を横に切って赤ちゃんを娩出します（図2a）。前置癒着胎盤の患者さんの帝王切開に子宮下部横切開を行うと、赤ちゃ

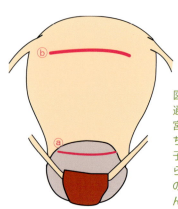

図2　帝王切開
通常の帝王切開は子宮下部（子宮の下の方）を横に切って赤ちゃんを娩出する（ⓐ）。一方、子宮底部横切開法は、胎盤から遠く離れた子宮底部（子宮の上の方）を横に切って赤ちゃんを娩出する（ⓑ）

パート2　安心と信頼の病院をめざして

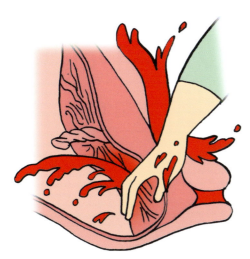

図3　前置癒着胎盤における通常の帝王切開の危険性
前置癒着胎盤の帝王切開に子宮下部横切開を行う（子宮の下の方を切る）と、胎盤を切った瞬間に大量出血が始まり、母児ともに危険な状態に陥る

んを娩出するために胎盤に切り込むことになります（図3）。胎盤は赤ちゃんのために血液がたくさん流れている臓器ですから、胎盤を切った瞬間に大出血が始まり、母児ともに危険な状態になります。

　一方、私たちが開発した子宮底部横切開法は、胎盤から遠く離れた子宮底部（子宮の上の方）を横に切って赤ちゃんを娩出します（図2b、写真1）。胎盤を切らずに手術を行うため、ゆっくりと安全に帝王切開を進めることができます。

　現在、全国の主要な施設にお願いして、子宮底部横切開法の実態調査を行っています。調査の結果、これまでに300人以上の前置癒着胎盤の患者さんが、子宮底部横切開法により無事に出産されたことが分かりました。出血量を軽減し、母児の安全を守ることができる、画期的な手術法であるとの評価を受けています。

安全・安心な妊娠管理のために

　子宮底部横切開法は、目の前の患者さんを救うための手術として開発されたため、「次の妊娠時の子宮への影響が分からない」という点が問題となります。この課題を克服するために、子宮底部横切開法への工夫を今後も続けながら、手術の安全性をさらに高めたいと考えています。

　当センターには、妊娠・出産管理を行う上で特にリスクが高いと考えられる患者さんのために、MFICU（母体胎児集中治療室）を設けています。国内でも数台しかない最新の設備を備えたMFICUをさらに充実させながら、前置癒着胎盤などのリスクを持った妊婦さんの安全な妊娠・出産に寄与したいと考えています。私たちは、お母さんと赤ちゃんの笑顔を守るために、努力を続けています（写真2）。

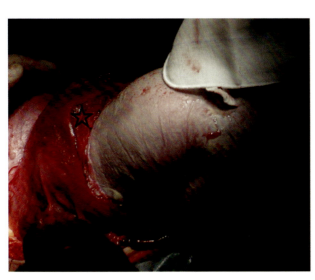

写真1　子宮底部横切開法
胎盤から遠く離れた子宮底部（子宮の上の方）を横に切って赤ちゃんを娩出する（☆は子宮底部を切ったところ）

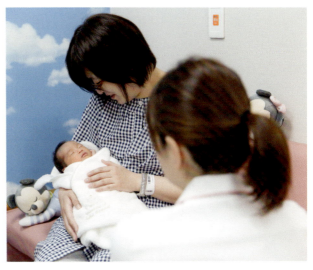

写真2　当院は、お母さんと赤ちゃんの笑顔を守るための努力を続けています

さまざまな症状を示す自閉スペクトラム症への最新治療

子どものこころ診療部 小坂 浩隆（こさか ひろたか） 副部長・教授　　子どものこころ診療部 友田 明美（ともだ あけみ） 部長・教授

自閉スペクトラム症（ASD）とは

これまで、自閉性障害（自閉症）、アスペルガー障害（アスペルガー症候群）、広汎性発達障害、などと呼ばれていた障害群が、「自閉スペクトラム症 autism spectrum disorders（ASD）」として総括されるようになってきました（図1）。罹患率は68人に1人の割合（1.46％）とも報告され、日本の人口に当てはめると180万人以上、世界の人口では1億人以上もいる計算になります。

ASDの「スペクトラム」という言葉には、「連続体」といった意味合いがあり、重症の方から軽症の方まで、重度の知的障害を併存する方からむしろ非常に高いIQの方までいます。中核症状も周辺症状もいくつもあり（図2）、どの症状が強いか弱いかも人それぞれであり、ASDといってもいろんなタイプの方がいることが分かります。

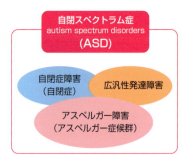
図1　自閉スペクトラム症

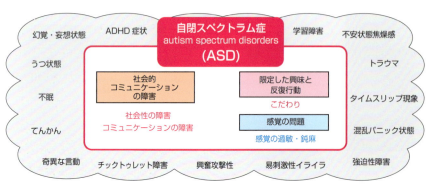
図2　ASDの中核症状と周辺症状

中核症状

社会的コミュニケーションの障害

視線が合いづらい、他者の表情や気持ちが理解しづらいといった症状からは、家族間であってもこころが通い合っていないように感じます。

友人関係を作りたいのに、みんなとの波長が合わず浮いた存在になったり、いじめ問題になったり、自ら友人関係を作ろうとせず単独行動を好んだりする場合もあります。相手の立場になって考えるのも苦手です。言語面に関して、成長に伴ってもなかなか言葉が発達してこない方もいます。また、言葉の遅れがなくても、言葉の使い方がおかしい、字義的にとらえてしまい冗談や嫌味が通じにくい、家族と同じような方言を使わないといったこともあります。他者との社会的相互作用に関するさまざまな側面で、種々の症状が認められます。

限定した興味と反復行動

「こだわり」「想像力の障害」とも表現されます。同じことが反復されて起こることを好み、常同的で反復的な言葉を発し続けたり、同じ動作を繰り返したりします。自分の興味範囲が狭く、特定の物やことに強い関心を示し、その反復行動や情報収集を続けることで、高い能力を発揮することもあります。一方で、新しい環境や突然の予定変更には順応しづらく混乱しやすいです。自分が作り上げた空想やファンタジーの世界に没入することも多いです。

感覚の問題

当事者によると、一番苦しい症状

のようです。聴覚過敏のために賑やかなところに外出ができない、病院にも受診できない、触覚過敏のために特定の衣類が着られない、味覚過敏のために好き嫌いの偏食が著しい、疼痛鈍麻で激しいけがにも気づきにくい、体内感覚の鈍麻で便秘・尿失禁になりやすい、時間感覚のずれから過去のつらい体験を現在も起きたかのような混乱を起こすタイムスリップ現象もあります。これらの症状も人それぞれです。

周辺症状

不安やうつ状態、不眠、イライラ、興奮など多数の周辺症状が出現します（図2）。どの症状が強く出るかによって、うつ病、不安障害、精神病など、別の障害と診断されてしまうこともあります。

当診療部での標準的な治療法

治療原則は「動機づけ」と「構造化」です。興味関心が限定されている本人に、周囲の者が良かれと思う行動を押し付けても本人は嫌がるだけです。本人の自主的な行動を促すために、日々の生活に重要な「動機づけ」を持たせるようにします。「構造化」は、想像することが苦手な当事者に、視覚化することで空間的にも時間的にも境界を明瞭化することです。物理的に自分のスペースを仕切ることも有効ですし、1日のスケジュール表の作成も効果的です。先の見通しができ、自信を持って自立的に動けることを目指します。

社会的コミュニケーションの障害においては、当診療部では、「ソーシャルスキル・トレーニング（SST）」「ペアレント・トレーニング」といったグループ活動のほか、個別のカウンセリングも行っています。これらでは、本人の望ましい行動を称賛などしながら望ましい行動回数を増やしていく応用行動分析（ABA）に基づいた支援などを提供しています。また、自分の気持ちや考えを言葉で表現することが苦手なので、自分の苦しみや不安などを言語化しながらまとめたり、言葉でなく絵など、ほかのもので表現したりすることも実施しています。特定の考えに固執して不都合が生じているときは、認知行動療法で違う側面からの考え方を学び不都合を解消していただくこともあります。しかし、原則は、ASDの方が周囲に合わせるのではなく、周囲の方々による本人の特性に合わせた環境作りが大切になります。

薬物療法としては、易刺激性に対してリスペリドン（リスパダール®）とアリピプラゾール（エビリファイ®）が近年認可されました。ほかにも漢方薬の抑肝散なども効果があります。タイムスリップ現象には、四物湯と桂枝加芍薬湯を組み合わせた漢方薬が症状を改善することもあります。西洋薬よりも副作用が出にくいので試しやすいとも考えられます。

症状がさまざまあり、個々によって特性もさまざまで、本人の成長に合わせてその方に合った治療計画を探していく必要があります（図3）。成功体験を何回も経験してもらうことで、本人に自信を持ってもらい、自ら判断・行動ができることが治療目標となります。

当診療部での新規な治療法

最大の症状である社会的コミュニケーションの障害には、残念ながら効果のある薬剤はありません。現在、当診療部では、脳内ホルモンの1つ「オキシトシン」に注目し、オキシトシンの経鼻スプレーで社会性が向上するかという臨床試験を実施中で、さらに医師主導治験へと発展していきます。

当診療部では、国際的な診断基準（ADI-R、DISCO）や症状評価（ADOS）を用いて正しく評価し、治療計画を立て、ASDの方々とその家族のために、少しでも毎日が楽しく過ごせ、少しでも社会参画ができるように従事しています。

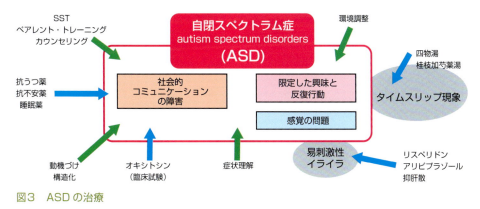

図3　ASDの治療

愛着障害の最新治療
こころの傷を癒やしにかえて

子どものこころ診療部　滝口　慎一郎（たきぐち しんいちろう）　特命助教　　子どものこころ診療部　友田　明美（ともだ あけみ）　部長・教授

愛着障害：反応性アタッチメント障害、脱抑制型対人交流障害とは

　幼い頃に不適切な養育（虐待や育児放棄）を受けた子どもは、安心感や愛情が満たされないため、親子の愛着（アタッチメント）がうまく築けなくなることがあります。自己肯定感を持てず、幼児期以降に大人や友だちとの交流、こころのコントロールに問題を起こしてしまいます。これを愛着障害といい、反応性アタッチメント障害と脱抑制型対人交流障害に分類されます。

　反応性アタッチメント障害は、うれしさや楽しさの表現が少なく、つらいときや甘えたいときも素直に甘えられず、人のやさしさに嫌がる態度を見せます。相手に無関心で用心深く、信頼しないなど人との交流や気持ちの反応の少なさがあり、一見すると発達障害の自閉スペクトラム症（ASD）のような症状を示します。説明のつかないイライラや悲しみ、不安などこころのコントロールに問題もみられます。

　一方、脱抑制型対人交流障害は、初めての場所でも振り返らずに行ってしまう、初対面の見知らぬ大人にも警戒心なく近づき、過剰になれなれしい言葉や態度で接して、ためらいなくついて行くなどの行動がみられ、一見すると注意欠如・多動症（AD/HD）のような症状を示します。大人の注意をひこうとしますが、同年代の子どもとは信頼関係や仲間関係を築くことが難しい状況です。

当診療部での治療の特徴

　まず、子どもが安全で安心できる場を提供します。心理検査や知能検査で現在のこころの発達状況や行動を確認し、言葉や絵などで気持ちを評価して必要な治療を提案します。場面にあった適切な行動と対人コミュニケーションを促すために「ソーシャルスキル・トレーニング」や生活習慣改善・学習アドバイスを行っています。さらに、大人や友だちとの間の信頼感や自己肯定感を育てるため、子どもと親密にかかわり、要求や喜怒哀楽の気持ちの表現方法を広げます。

　子どもの不安や怒りの感情は、リラックス法や認知行動療法でよりよい考え方を学ぶことでコントロールしやすくなることがあります。当診療部には全国でも数少ない子どものこころ専門医やトレーニング・資格認定を受けた心理士がいます（当院ホームページもご覧ください）。箱庭療法（写真）や遊戯療法（プレイセラピー）に加え、専門的な心理療法として眼球運動による脱感作と再処理法（EMDR）、トラウマに特化した認知行動療法（TF-CBT）を実施しています。また、薬物療法として、気分調整薬や漢方薬の抑肝散（よくかんさん）、四物湯（しもつとう）、桂枝加芍薬湯（けいしかしゃくやくとう）などを処方しています。現在、当診療部では愛着や信頼に関係する「オキシトシン」ホルモンに注目した臨床試験に取り組み、病状の解明と新しい治療法の可能性を調べています。

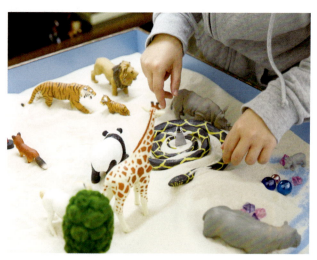

写真　箱庭療法の様子

パート2　安心と信頼の病院をめざして

経験豊富なスタッフによるAD/HDの最新治療

子どものこころ診療部　水野 賀史（みずの よしふみ）　特命助教　　子どものこころ診療部　友田 明美（ともだ あけみ）　部長・教授

AD/HDとは

AD/HD（エーディーエイチディー）（注意欠如・多動症、Attention Deficit/Hyperactivity Disorder）は、年齢につりあわず不注意（集中できない、忘れ物が多い、不注意な間違いが多い）、多動性・衝動性（落ち着きがなくじっとしていられない、我慢できない）が目立ち、それによって学校生活や友人との関係などに問題が生じている場合に疑われます。男児に多く、30人クラスに1〜2人ぐらいの割合でいるといわれています。基本的には育て方が原因ではなく、脳内の情報伝達物質の作用が不足していることが原因だと考えられています。

AD/HDの対処法

対処法は大きく分けて2つ、「心理社会的アプローチ」と「薬物療法」があります（図）。心理社会的アプローチには、子どもが落ち着いて集中しやすい環境をつくる「環境調整」、親が子どもの行動を正しい方向に導くための接し方を学ぶ「ペアレント・トレーニング」、子ども自身が感情や行動をコントロールする方法を身に着ける「ソーシャルスキル・トレーニング」などがあります。

薬物療法としては、メチルフェニデート（コンサータ®）とアトモキセチン（ストラテラ®）という2種類の薬があり、いずれも脳内の伝達物質を調整する作用があります。コンサータ®は即効性があり、内服したその日から効果が現れますが、効果の持続時間は約12時間で、主に学校生活など日中に問題が多い場合に使用します。一方、ストラテラ®は効果がみられるまで数週間かかりますが、効果は終日持続し、主に早朝や夜間にも問題がある場合に使用します。一般に多動性・衝動性、不注意いずれも改善することが多く、症状が改善することで、心理社会的アプローチがより有効に働くようになることも期待できます。

当部は子どものこころを専門とした診療部門であり、スタッフがこれほど充実している施設は全国的にもほとんどありません。経験豊富なスタッフが連携し、ペアレント・トレーニング、ソーシャルスキル・トレーニングを含め、前述の治療を一人ひとりの患者さんに合わせて丁寧に行っていきます。

新しい薬の効果と副作用を確かめるための「治験」

当部では、新しい薬の効果と副作用を確かめるため、AD/HDの患者さんにご協力いただき、治験にも積極的に取り組んでいます。これまでグアンファシン（インチュニブ®）、リスデキサンフェタミン（ビバンセ®）の治験を行ってきました。その結果として、今後AD/HDの治療の選択肢が広がっていく可能性があります。

AD/HDの対処法
心理社会的アプローチ
・環境調整
・ペアレント・トレーニング
・ソーシャルスキル・トレーニング
薬物療法
・メチルフェニデート（コンサータ®）
・アトモキセチン（ストラテラ®）
→ 経験豊富なスタッフが一人ひとりに合わせて診療

治験薬
・グアンファシン（インチュニブ®）
・リスデキサンフェタミン（ビバンセ®）
→ 今後の治療の選択肢が広がる可能性

図　AD/HDの対処法と治験薬

安全・安心な薬物治療をサポート

薬剤部 　塚本 仁（つかもと ひとし）　副部長・講師
薬剤部 　後藤 伸之（ごとう のぶゆき）　部長・教授

薬の専門家として治療を支える

　さまざまな病気の治療や症状の緩和に薬は不可欠な存在です。一方で、医療の高度化に伴って薬は複雑化しており、適正使用の推進と副作用の早期発見、副作用対策が重要な課題となっています。当院では、全病棟に担当薬剤師を配置し、患者さんの治療を支えるために専門性を活かした活動をしています。

　手術を受ける予定の患者さんには、入院前にあらかじめ術前検査センターで薬剤師が面談を行い、薬や健康食品、サプリメントなどの使用について確認を行って

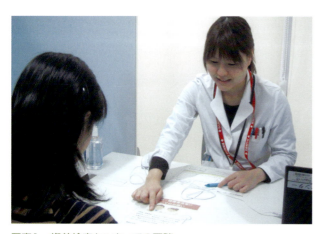
写真1　術前検査センターでの面談

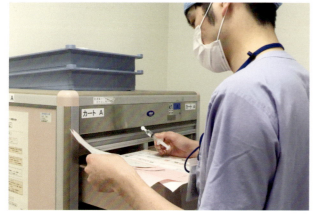
写真2　手術部に常駐する薬剤師

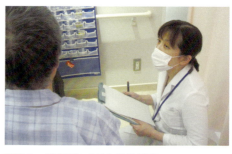
写真3　薬剤師による入院時面談

います。手術に影響する薬がないかを確認し、安全に手術を受けていただけるように努めています（写真1）。また、手術部には薬剤師が常駐し、手術に使用する医薬品の管理を行っており、手術が安全でスムーズに行われるようにサポートをしています（写真2）。

　入院患者さんには、入院時に病棟担当薬剤師が病室に訪問し、現在服用している薬、服薬状況、健康食品などの使用、副作用歴などの確認を行います（写真3）。面談により得られた情報は、医師や看護師をはじめとする医療スタッフで共有するとともに、薬の選択や投与量、他剤への変更などについて医師に提案を行います。

　病棟担当薬剤師は、カンファランス（検討会）への参加や、カルテを確認することで常に入院中の患者さんの状況を把握し、患者さんに適した処方提案（年齢や体重、腎臓の働きに応じた薬の量の調節など）や副作用のチェックを行っています。また、患者さんの薬に対する不安や疑問をなくし、安心して治療を受けていただけるよう、ベッドサイドで薬の作用や飲み方、副作用、注意事項についての説明を行ったり、質問にお答えしたりしています。さらに血液検査の値や患者さんの症状から、薬による副作用の早期発見と軽減に貢献できるよう努めています。

患者さんの安全を守る

　すべての患者さんが安心して治療を受けることができる環境づくりの1つとして、当院では、薬剤師が

パート2 安心と信頼の病院をめざして

抗がん剤と高カロリー輸液の無菌調製を行っています。

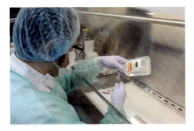
写真4　抗がん剤の無菌調製

抗がん剤は、患者さんに応じてきめ細やかな投与量の調節が必要です。抗がん剤専用無菌室内の特殊な設備を使用し、薬剤師が専用の器具を用いて正確に調製を行っています。また、がん化学療法の投与計画に基づいて、抗がん剤の投与量、投与方法に関しても厳格にチェックを行っています。さらに、抗がん剤による環境汚染を防止するための取り扱い手順を遵守し、院内全体の汚染防止にも努めています（写真4）。

高カロリー輸液は、食事が摂れない患者さんに対して使用する点滴薬で、糖やアミノ酸などの栄養素を多く含むため、不適切な取り扱いによって微生物による汚染が起こる可能性があります。薬剤部では、高カロリー輸液専用無菌室内に設置したクリーンな作業スペースで薬剤師が清潔操作を行い調製しています。また、輸液の内容や組み合わせなどをチェックし、患者さんにとって最適なメニューを提供するとともに、高カロリー輸液による合併症予防のための努力を行っています（写真5）。

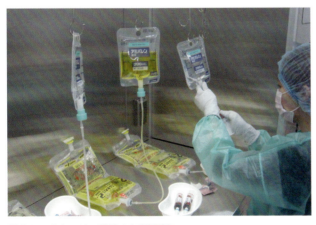
写真5　高カロリー輸液の無菌調製

患者さんに合わせた薬物治療を提供

服用した薬、注射した薬は、血液の流れに乗ってさまざまな臓器に移動します。たどり着いた臓器で効果を示し、分解または体の外へ排泄されることで体内から消えていきます。血液中の薬の濃度（薬物血中濃度）が高くなれば、その分、たくさんの薬が臓器に移行することになりますが、高くなりすぎると副作用が出る可能性が高まります。つまり、薬物血中濃度は、その薬の効果や副作用と密接な関係があります。このように、薬の効果を十分に引き出し、副作用を最小限に抑えるために、患者さんの薬物血中濃度を測定して適切な投与量となるように微調整を行います。

当部では専用の機械を用いて薬物血中濃度を測定し、得られた情報をもとに医師と相談しながら、患者さんに応じた最適な治療計画を立てていくことをお手伝いしています（写真6）。

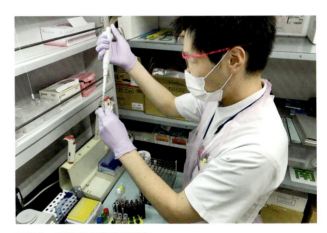
写真6　薬物血中濃度の測定

最新の医療をチームの一員として支える

当部には各種学会が認定する認定薬剤師、専門薬剤師、指導薬剤師が数多く在籍しています（表）。これらの資格を持つ薬剤師は、病院内で活動するさまざまな専門家チームの一員として、医師や看護師、そのほかの専門職種と協力しながら、薬に関する専門知識を活かして活躍するとともに、若い医療スタッフの教育にも力を注いでいます。

がん専門薬剤師	1人	小児薬物療法認定薬剤師	2人
がん指導薬剤師	2人	糖尿病療養指導士	4人
感染制御専門薬剤師	1人	医薬品情報専門薬剤師	2人
感染制御認定薬剤師	1人	スポーツファーマシスト	6人
抗菌化学療法認定薬剤師	2人	周術期管理チーム薬剤師	1人
HIV感染症薬物療法認定薬剤師	1人	ファーマコビジランススペシャリスト	1人
栄養サポートチーム専門薬剤師	1人		

表　当院の主な専門薬剤師・認定薬剤師

人にやさしい看護を目指して

看護部 江守 直美(えもり なおみ) 看護部長

当院看護部は、「最高・最新の医療を安心と信頼の下で」という病院の理念のもと「人にやさしい看護」の実践を目指しています。

高度先進医療を行う大学病院を紹介され、来院した患者さんや家族は、治療を受けるために来られたとはいえ、初めての検査・治療に戸惑い、不安も大きいと思います。そのような中、治療の選択や治療後の在宅復帰などに迷う場面も多く見受けられます。このような患者さんや家族の思いに寄り添い、「患者さん主体の意思決定」を支援し、患者さんと家族が望む在宅支援ができるように、日々努力しています。同時に、当院で働く看護職にとっても働きやすい職場環境を整えることを大切にしています。それが、私たちが目指す「人にやさしい看護」です。

当院で開発した新看護提供方式 PNS

統括看護師長 上山 香代子(かみやま かよこ)

2009年、当院看護部では、看護師としての適切な判断力と行動力を養い、患者さんに安心・安全で質の高い療養環境を提供することを目的に、看護界初の新看護提供方式 Partnership Nursing System®(PNS:パートナーシップ・ナーシング・システム)を独自で開発しました。

PNSでは、2人の看護師が1年間パートナーとなり、対等な立場でお互いの特性を生かし連携を図り、お互いに補完し合いながら、担当の患者さんを受け持ちます。また、日々の看護は2人がペアになり行います。新人看護師も以前は入職後2～3週間もすると、1人で行っていた検温や処置、ケア、記録も、PNS導入により2人1組で行うため、目の前で実践する先輩看護師から、患者さんの観察点やケアのポイント、

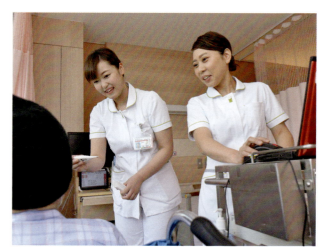

写真1　PNS

患者さんを支援するコミュニケーションの取り方まで、その臨床判断と看護実践のスキルを学び身につけることができます。そのため、新人看護師のヒヤリ・ハットが激減し、患者さんに安全な看護が提供できるようになりました。さらに、リアルタイムな記録や患者さんを待たせることなく体位変換やケアを行うことが可能となり、定時帰宅やプライベートタイムを楽しめるようになりました。このように、PNSにより、患者さんにとって安全で安心できる、看護師にとっても働きやすい病院になり、全国からPNSを取り入れようと、多くの病院が研修に訪れています。

看護総合力育成プログラム

教育担当看護師長 黒川 美幸(くろかわ みゆき)

●新人看護師の教育体制

看護師になるには、中学校、高校を卒業し専門過程を経て多くの学習を積んで看護師国家試験を受験し、合格してはじめて看護師となります。しかし、晴れて看護師になっても、すぐに一人前の看護師として仕事

パート2　安心と信頼の病院をめざして

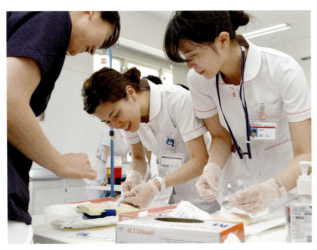
写真2　新人研修

ができるわけではありません。新人看護師は、病院に就職し仕事に就くと、学生時代とは違う体験の連続や、高齢化・医療の高度化、医療安全確保など看護師に求められる責任の増大など、緊張の連続で大きなストレスにさらされます。

そこで当院看護部では、看護基礎教育を卒業した新人看護師が、スムーズに臨床の看護師として適応できること、新人看護師の離職を防ぎ総合的な看護実践の能力を育むことを目的に、2008年より各部署をローテーションする屋根瓦方式の研修プログラム「看護総合力育成プログラム」をスタートしました。病棟に配属された新人看護師は、副看護師長を中心としたグループに所属し、グループや病棟の看護師全員から育成のための支援を受けます。病棟や外来などの各部署には、新人看護師の教育を担当するクリニカルコーチを3名置き、部署を離れて行われる看護技術などの集合研修での教育はもちろん、部署に戻り、その技術が安全に1人で行えるようになるまで、新人看護師に直接、または病棟看護師と協力して独り立ちできるようにサポートする体制です。

●ローテーションの方法

4月から11月までの8か月間に、2つの病棟と救急部、手術部、さらに希望があれば小児科や神経科精神科、集中治療部なども含めてローテーションします。1ラウンドは13週間、2ラウンドは16週間かけて基本的知識・技術・態度を身につけ、さらに各部署でよく行われる看護技術を習得します。複数の部署をローテーションすることで、多くの体験ができ、

また先輩看護師や医師、理学療法士や薬剤師、栄養士といった他職種の職員とのかかわりから社会人としての態度も身についていきます。大学病院ならではの体験を通して、自分がやりたい看護を見つけて自分が勤務したい場所を希望します。

11月下旬に正式な配属部署が決まるまで、同じグループのメンバー同士で励ましあいながら、頑張ります。毎年50名以上の新人看護師が就職し、1グループ4〜5名でローテーションをしますが、新人看護師は「どんなにつらいときも、同期の仲間がいたから頑張れた。グループメンバーが支えになってくれた」と話しています。

●看護技術習得のための集合研修

新人看護師が1人で、患者さんに安全な看護を実施できるようにするためには、1年間で66項目の看護技術を「1人でできる」レベルまで、看護技術を確実に習得することが必要です。そこで、当院では4月から6月まで毎週金曜に新人看護師全員が病棟を離れ、看護技術習得のための集合研修を実施しています。集合研修では、シミュレーショントレーニングを取り入れ、より臨場感あふれる現場に合わせた研修を実施しています。7月からは月1回金曜日に集合し、講義や演習、グループワークなど、クリニカルコーチ（新人教育担当者）と各専門分野の認定看護師が協力して指導にあたっています。専門的で最新の知識や技術を学習することができます。集合研修で定期的に集まり、ほかのローテーショングループのメンバーと顔を合わすことで、「みんな頑張っている。私も頑張ろう」「元気が出る」と新人看護師には好評です。

●日々の現場での教育

日々の各病棟での業務は、当院が開発した新看護提供方式PNSに従い、先輩看護師と新人看護師が2人1組のペアになり、検温などの業務にあたります。そのため、ベットサイドで患者さんの検温や状態を観察するとき、先輩看護師の行う観察方法やケア方法を直接見て、聞いて学ぶことができます。同時に、新人看護師の看護技術が「1人でできる」レベルまで到達しているかを、タイムリーにチェックしてもらうことができることで、新人看護師が早く安全に看護技術を提

供できるようになり、そのことが自信にもつながっています。また、新人看護師が1人だけで看護を行うわけではないため、患者さんも安心して入院生活を送ることができます。

このように、新人看護師は教育体制を整えた職場で充実した教育を受けることができます。

「退院後訪問指導」について

地域医療連携部　副看護師長　がん看護専門看護師　**久保 博子**（くぼ ひろこ）

A棟南5階病棟　看護師長　**村田 美穂**（むらた みほ）

患者さんは、病気やその治療により、退院後も継続が必要な薬管理や人工肛門や酸素、おしっこの管などにより、さまざまな医療処置が必要になることがあります。また、入院したことにより身体機能や認知機能が著しく低下し、日常生活に何らかの不都合が生じることもあります。そのような状況が生じても、患者さんが安心して自宅で生活するためのサポートとして、家族の協力や介護保険を中心としたサービスがあります。そして、2016年4月からは、当院の看護師が退院した患者さんの自宅を訪問し、在宅療養ができるようにサポートする「退院後訪問指導」が始まりました。

●退院後訪問指導とは

退院後訪問指導とは、人工肛門や在宅酸素療法などの医療処置が必要な患者さんや家族の方が、安心して安全に在宅療養を続けることができるように、退院後1か月間に限り5回まで、病院の看護師が患者さんの自宅を訪問し、さまざまな支援を行うもので医療保険が利用できます。

退院したばかりの不安な時期に、早めに病棟の担当看護師や専門・認定看護師が訪問します。患者さんの病状や個別の問題について十分把握している病棟看護師やその分野のスペシャリストが、自宅で看護を行うことで、患者さんや家族が安心して在宅療養に適応できるようにサポートします。また、地域の訪問看護師が同行することで病院看護師と直接会い、情報を共有し、在宅のケアチームと連携します。

●これまでの退院後訪問指導を振り返って

これまでの退院後訪問を行った患者さんとその家族からは、「知った顔の看護師さんに、入院中練習した医療処置が家でもできているか確認しに来てもらえて、安心と自信につながった」という言葉をいただきました。

また、訪問した病院看護師は、「退院後の痛みがコントロールできているか心配でしたが、患者さんと家族がしっかり管理されていることを確認できて安心し

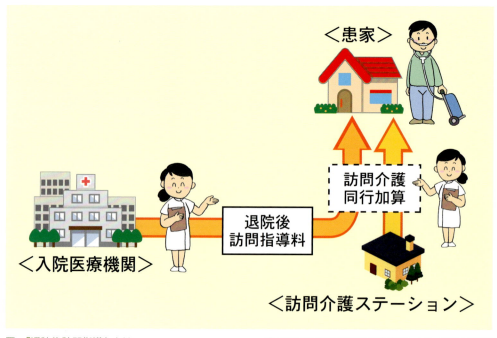

図　「退院後訪問指導」とは

（「平成28年度診療報酬改定」厚生労働省ホームページをもとに作図）

ました」「入院中は、医療中心の生活を送っていた患者さんが、自宅では医療処置や心身の症状と付き合いながら過ごしている姿を見て、患者さんの日常生活にどのように医療を組み込むと良いのか、という視点で指導しかかわることが重要だ」などの気づきを得ることができました。

これからも、訪問した経験を振り返りながら、継続してより効果的な退院後訪問を行い、在宅療養をサポートしていきたいと思います。

外来受診から退院後まで継続して患者・家族支援を目指す病棟と外来の一元化

B棟西3階病棟　看護師長　北浜 紀美子（きたはま きみこ）
B棟西2階病棟　看護師長　西谷 眞澄（にしたに ますみ）

団塊の世代が75歳以上になる2025年に向けて、厚生労働省は「ときどき入院、ほぼ在宅」となるように医療改革を進めています。その結果、急性期病院の入院期間は短くなり、これまで入院で行われていた検査や治療、その説明の多くが外来で行われるようになりました。そこで、2016年度より産科婦人科病棟と外来、と神経科精神科の病棟と外来をそれぞれ1つの部署にすることで、外来から入院、退院後まで、同じ部署の看護師が患者さんをケアすることが可能になり、安心して治療や検査を受けていただく体制にしました。

●産科婦人科病棟と外来の一元化

産科婦人科外来では、これまでも行ってきた、病棟助産師による妊婦さんの母親学級、産後のお母さんの産後外来や乳房ケアなどはもちろん、外来患者さんの診察介助や、今後どのような治療を受けるか、治療選択の説明などにも立ち会い、患者さんや家族の意志決定の支援を病棟の助産師・看護師が行うようになりました。例えば、医師から、婦人科外来で患者さんが入院して行う手術や、抗がん剤の治療内容の説明を受ける際に病棟の看護師が立ち会うことで、難しい説明内容への補足や治療方法の選択に迷う方、不安の大きい方への精神的サポートなどを行っています。

また、合併症がある方や双子（双胎）などのハイリスク妊婦さんの情報を早めにキャッチし、外来受診時から患者さんにかかわることで、入院後も外来でかかわった看護師が担当することになり、患者さんから「安心する」との声もいただいています。

今後さらに、自宅から外来、入院、退院後の外来通院、自宅での在宅療養と切れ目のない支援を看護師が行えるように目指していきます。

●神経科精神科病棟と外来の一元化

神経科精神科病棟では、退院前に患者さんの自宅を訪問し、患者さんが退院後地域生活を送るための支援体制の強化や、就労支援の促進を医師・看護師・精神保健福祉士が連携を取って行っています。

さらに、神経科精神科外来では、退院後も病棟で担当していた看護師が、通院する患者さんや家族に自宅での状況を伺っています。そうすることで、入院前・入院中・退院後まで、一貫して患者さんや家族に寄り添った退院支援・生活支援を目指して取り組んでいます。

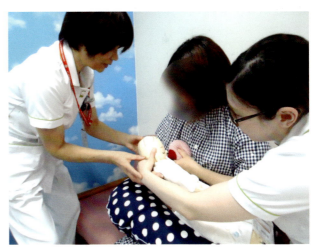

写真3　人形や模擬乳房での授乳練習

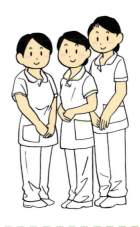

新しい薬の開発や最先端医療の研究を支援

医学研究支援センター 渡邉 享平（わたなべ きょうへい） 講師　　医学研究支援センター 中本 安成（なかもと やすなり） センター長・教授

「高度の医療の開発」を多職種で全面的にサポート

当院が指定を受けている特定機能病院は「高度の医療の提供、高度の医療技術の開発及び高度の医療に関する研修を実施する能力などを備えた病院」と定義されています。

当センターでは、この「高度の医療技術の開発」を推進する部署として医師、薬剤師、看護師、臨床検査技師、放射線技師、事務などの多職種による幅広いサポート体制を整備し、最先端医療の研究開発が適正に実施されるよう支援しています。

「臨床研究」の中の「臨床試験」「治験」

人を対象とした医学研究は一般に「臨床研究」と呼ばれています。臨床研究には、通常の診療で発生する情報

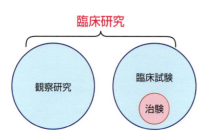

図1　臨床研究の中の臨床試験と治験
臨床試験は「研究目的の計画的な医療行為」を伴う研究で、治験はその中でも特別です

だけを用いる「観察研究」と、患者さんの協力（同意）を得て新しい治療方法や診断方法を実際に行う「臨床試験」があります。また、新しい薬や医療機器を国に認めてもらうことを目的とする臨床試験を「治験（ちけん）」といいます（図1）。治験は新しい薬や医療機器を開発する際の最終段階であり、3つのステップを段階的に進めます（図2、3）。当院では、高度な医療技術や新しい治療方法を開発するために、多くの診療科でこうし

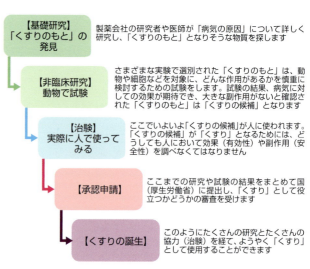

図2　治験
新しい薬の開発のために「治験」は避けて通れないステップです

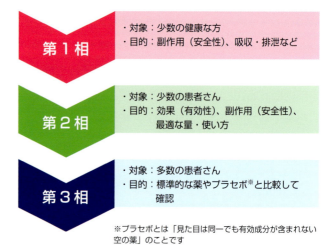

図3　治験の3つのステップ
治験は3つのステップを順番に進めます

た治験を含む臨床試験に積極的に取り組んでいます。

患者さん第1で実施される「臨床試験」「治験」

臨床試験や治験を実施する際に、「たとえ新しい薬や治療法の開発のためとはいえ、患者の体で確認するなんて大丈夫でしょうか」という声を聞きます。結論

から言うと、残念ながら臨床試験や治験への参加は患者さんにとって、全くリスクがないとは言い切れません。そのため、臨床試験や治験を実施する際には、患者さんの人権や安全性を確保するため、国際的な原則や国が定めた法令や指針などに従うことが義務付けられています（図4）。また、事前に臨床試験や治験の内容・実施体制を厳しく審査する「倫理審査委員会」の承認が不可欠です。この委員会には患者さんと同じように、医学や薬学の知識を持たない一般的な立場の委員の出席が義務付けられており、患者さんの立場に配慮した審査が行われます。

臨床試験や治験に参加すると、通常の受診より患者さんの来院回数が増える場合や受診の時間が長くなる場合があります。そのため、特に治験では看護師や薬剤師の資格をもつ専門職・クリニカルリサーチコーディネーター（CRC）が患者さんを身近でサポートします（写真）。治験以外の臨床試験でもCRCが支援する場合があります。臨床試験や治験に関する詳細な説明は、必ず事前に文書を用いながら行われ、患者さんは少しでも不明・不安なことがあれば気軽に質問・相談できるようになっています。一旦、参加に同意しても途中でいつでも辞めることができますし、途中辞退による不利益は一切受けないことが保障されています。また、患者さんの個人情報やプライバシーに関する情報も完全に守られます。

臨床研究を実施するためには、患者さんやボランティアの方のご理解、ご協力が必要となります。研究

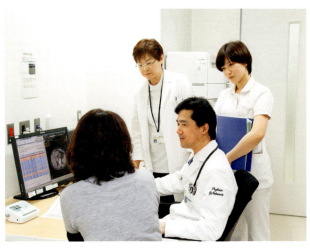

写真　CRC
CRCは患者さんの味方です。常に患者さんに寄り添いサポートします

参加については、担当の医師から研究内容をよく聞いた上で、十分に考えてからご自身の意思で参加するかどうかを決めてください。

保険診療と併用できる最先端医療：「先進医療」を推進

先進医療とは、「大学病院などの医療機関で研究・開発された高度の医療技術の中で、将来的に標準治療（保険診療）にできるかを評価するため、国が定めた基準を満たした施設において安全性と治療効果を確保しながら実施されるもの」です。先進医療には、高度技術を要する外科療法や放射線療法、移植・再生療法などや抗がん剤などの薬物療法、免疫療法などさまざまな治療法があります。治療だけでなく、検査・診断・治療法を判断する評価においても先進医療となっている技術もあります。先進医療は保険が適用されず、先進医療にかかる費用は患者さんの全額自己負担（医療技術の種類や病院によって金額が異なる）となりますが、保険外併用療養費として保険診療との併用が可能です。

当院では特定機能病院の責務として、先進医療の実施を推進し、当センターでも積極的に支援しています。当院が国から承認を受けて実施可能な先進医療については、下記のホームページを確認してください。

●福井大学医学部附属病院ホームページ
http://www.hosp.u-fukui.ac.jp/outline/outline/q7_outline.html

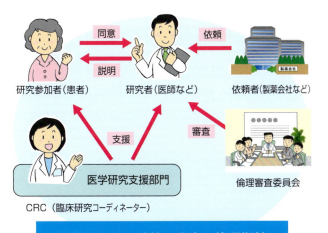

図4　臨床試験や治験のルール
臨床試験や治験は国際ルールや関係法令、倫理指針のもと、患者さん第1で行われます

医療事故のない病院を目指す医療安全管理部

医療環境制御センター医療安全管理部　**秋野 裕信**（あきの ひろのぶ）　部長・教授　　医療環境制御センター　**岩野 正之**（いわの まさゆき）　センター長・教授

医療安全管理は病院の責務

「医療は安全に行われて当たり前」「医療はうまく行って当たり前」皆さん、そのように思っている（期待している）と思います。しかし、現実はそうでないこともご存知だと思います。覚えている人も多いと思いますが、約20年前に大きな医療事故が相次いで起きました。心臓の手術を受ける患者さんと肺の手術を受ける患者さんの取り違え事故や、消毒薬を誤って静脈内注射された患者さんの死亡事故などです。これらの医療事故を契機に医療安全管理の重要性が認識され、現在、厚生労働省はすべての医療機関において医療安全の確保を義務付けています。

病院のシステム改善と医療安全への意識向上が重要

医療事故の原因は、多くの場合、病院のシステム（業務・作業手順、ルールなど）の不備にあることが分かっています。例えば、先に述べた患者取り違え事件では患者さんの確認方法や手術室への患者さんの搬送方法、麻酔開始時に主治医の立ち会いがなかったことなどが原因として挙げられました。一方、業務・作業手順やルールを守って医療を行うのは各々の職員であり、職員の医療安全に取り組む意識も医療事故防止には不可欠です。

当部は、病院のシステム改善と職員の医療安全への意識の向上の両面から医療事故防止を考えて活動しています。

報告されたすべての事例を医療安全の向上に活用

重大な医療事故1件の背後には29の軽微な事故があり、その背景には300のヒヤリ・ハット（文字通り「ヒヤリ」としたり「ハッ」とする出来事）が存在するといわれています。したがって、医療事故の防止のためにはヒヤリ・ハットや軽微な事故の事例の収集を行い、重大な医療事故の芽を摘む努力をしなくてはなりません。当院では、電子システムを用いてこれらの出来事を収集し、報告されたすべての事例に関して当部が調査と原因究明を行っています。この全例調査・原因究明は、他施設ではほとんど行われていないきめ細かな取り組みです。これによって、院内の医療安全管理上のシステムの問題点を確実に把握し、現場のスタッフとともに改善策を考え、早期に改善策を実行に移すことができるようになっています。

部門カンファレンスと医療環境制御センターニュースの発行

週に1回の部門カンファレンスで、多職種（医師、看護師、薬剤師、診療支援技師、事務職員）で構成される当部スタッフがすべての報告された事例を再検討して病院全体で共有すべき事例（警鐘事例）を選択し、病院長・副病院長が参加する会議（医療安全管理委員会）で報告して、さらに再発予防について検討を重ねています。その結果はリスクマネージャー*会議で院内全体に伝えられ、職員への周知を図っています。また、医療安全管理上、特に重要なことは、毎月発行する医療環境制御センターニュースでも職員に知らせています（図）。

パート2　安心と信頼の病院をめざして

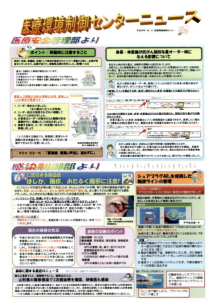

図　医療環境制御センターニュース

院内安全パトロール

　事例検討から立案された病院システムの改善策は、実際に実施されているかが検証される必要があります。当部は病院内の各部署を定期的にパトロールして、それを検証し、改善が不十分な場合には指導を行っています（写真1）。パトロールでは現場スタッフが感じている医療安全上の懸念される点に関しても情報を収集し、事故防止に役立てています。

当院の良好な医療安全管理レベル

　患者さんにとって、当院の医療安全管理レベルがどの程度であるかが関心事だと思います。毎年、厚生労働省・福井県による医療安全管理に関する医療監視が行われますが、当院の医療安全管理は良好であると評価されています。また、大学病院などの特定機能病院の承認要件が見直され、医療安全確保の強化が求められていますが、すべての要件に対応しており、2017年からは年2回、一般市民や法律家、他大学の医療安全専門家による医療安全に関する監査も受けることになっています。

職員の高い医療安全への意識

　重大な医療事故は医師が関係することから、医師からのヒヤリ・ハットや軽微な事故事例の報告が特に重要です。一般的には医師からの報告が全報告の約7％を占めると医師の医療安全への意識が高いといわれますが、当院では約10％が医師からの報告であり、医師の医療安全への意識はかなり高いといえます。

　医療安全のために重要なことを学ぶことは医療事故防止のために欠かせませんが、医療安全に関する研修は医療法でおおむね年2回以上の受講が求められています。2016年度では、当院職員の年2回以上の研修受講率は100％でした（写真2）。これも、当院職員の医療安全への意識の高さを示しているものと思います。

　当部は患者さんの医療安全確保のために日々活動しています。当院の医療安全管理レベルは良好と評価され、職員の医療安全に対する意識は高いと思いますが、さらにそのレベルを上げて行くためには患者さん、患者さん家族からのご指摘が重要です。お気付きのことがあれば、医師、看護師をはじめ病院職員にお話しください。

＊リスクマネージャー：院内の各部署における医療安全担当のスタッフ。リスクマネージャーは各部署を代表する臨床能力と倫理観を備え、部署内の利害や私情にとらわれない客観的対応をとることができる職員であり、各診療科の准教授や師長などがその任にあたっています。

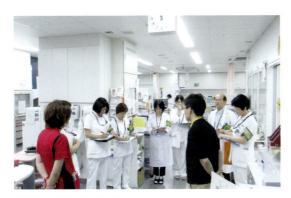

写真1　院内パトロール

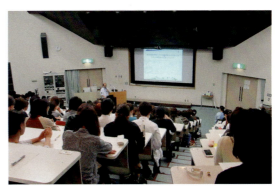

写真2　医療安全研修会

地域医療連携部について

地域医療連携部 山内 高弘(やまうち たかひろ) 部長・教授

地域医療連携部とは

当部は、高度医療を担う大学病院と地域医療機関が連携しあいながら、患者さんに満足いただける切れ目のない医療を提供することを目的に設置された医療サービス部門です。

◎スタッフ

部長、副部長をはじめとし、看護師長（1人）、認知症看護認定看護師（1人）、がん看護専門看護師（1人）、看護師（4人）、医療ソーシャルワーカー（MSW〈5人〉）、精神保健福祉士（PSW〈2人〉）、事務職員（課長補佐、コーディネーター、地域連携係員〈7人〉）の構成です。

【患者さんご紹介の流れ】

◎診療の予約

- 「かかりつけ医」の医師から「紹介・予約申込書」をFAXにてお申し込みください。
  地域医療連携部　FAX 0776（61）8150
  ※受付時間：8:30～17:00（土・日曜、祝日、年末年始〈12月29日～1月3日〉を除く）
  ホームページ
  http://www.hosp.u-fukui.ac.jp/tiiki_renkei/

◎患者さんへ診療日時の連絡

- 予約日時を「かかりつけ医」からお伝えいただきますので、内容をご確認ください。
- 受診当日は、受付「2 紹介状のある方」にお越しください。
- 当院指定の予約日の変更が必要となった場合には、当部まで電話でご連絡ください。

　地域医療連携部　TEL 0776（61）8451

- 受診当日、患者さんにご持参いただく必要書類です。
  □当院の診療予約票
  □「かかりつけ医」からの紹介状（診療情報提供書）
  □診療情報（画像・検査データ・服薬情報等）
  　※事前送付をご依頼する場合があります。
  □健康保険証
  □当院の診察券（当院に受診歴のある方）
  □各種医療受給者証

※受付時間以外で、当日緊急に受診が必要な場合には、下記までご連絡ください。
　救急部　TEL 0776（61）8599
　　　　　FAX 0776（61）8144

◎外来診療

当日、受付「2 紹介状のある方」に持参書類を提出していただき、受診手続きの後、ブロック受付にて、到着確認機で診察室の確認後、患者さんに診察・検査を受けていただきます。

患者さんの逆紹介

当院から地域医療機関へ患者さんを紹介する場合には、原則として「かかりつけ医」または「紹介元医療機関」に紹介いたします。

医療社会福祉相談のご案内

◎医療福祉相談

当院への入院や外来通院中の患者さん、家族は、闘病に伴い、社会生活上でさまざまな問題に直面する場合があります。

・治療費や生活費に関する経済的なこと

・通院中や退院後の社会復帰に関すること
・学校、会社とのあらたな関係など

このような問題に直面したとき、患者さん、家族の相談（面接）に応じ、問題解決へ導くため、MSW・PSWと呼ばれる専門職の7人のスタッフにより外来通院中から入院後まで、皆様が安心して治療に専念できる環境を一緒に考え、整えるサポート体制をとっております。

プライバシーは厳守いたします。まずはお気軽にご相談ください。なお、相談は無料です。

◎**相談方法**

お気軽に院内スタッフまでご相談ください。

なお、電話（0776-61-8629 または 0776-61-8630〈直通〉）でも結構です。

◎**相談時間**

月～金曜 9:00～17:00（土・日曜、祝日は相談を行っていません）

担当者不在時には、次回のご予約をお取りいたします。

【地域医療連携に関する活動】

当院地域医療連携部の特徴として、2017年1月から高齢者サポートチームによる認知症ケア加算1の算定を開始しています。特に院内デイを毎日開催し、入院中の患者さんの認知症予防に取り組んでいます。

【紹介受診に関する活動】

これまで県内の医療機関には、地域医療コーディネーター（病院部嘱託職員）が訪問をしていましたが、2016年から紹介・逆紹介の多い病院を抽出し、前方スタッフとともに看護師、MSWが訪問を開始しています。

特に、紹介・逆紹介が多い病院には、当該病棟の退院支援職員（看護師、MSW）が重点的に訪問するようにし、退院支援加算1の要件である年3回の転院・退院体制に関する情報共有を行っています。

【入退院支援に関する活動】

2016年7月から退院支援加算1を算定しており、入院早期からの退院支援に取り組んでいます。各病棟配置の退院支援職員（看護師、MSW）は、入院したすべての患者さんの情報から退院困難な要因を抽出し、退院支援が必要と判断した患者さんを対象に退院支援計画書を作成しています。

患者さん、家族が安心して退院できるように支援をしています。

特に、2017年2月からは、各診療科と個別にDPCや退院困難事例について協議（ミーティング）を重ねており、各診療科の特徴に応じた地域連携の課題の解決に向けて取り組んでいます。

【病院や地域からの評価】

在宅退院患者さんの退院前・退院後訪問を訪問看護師と連携し、実施しています。退院前・退院後訪問は、地域から在宅生活への移行が安全に行えると評価されています（図1、2）。

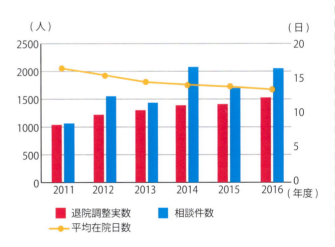

図1　退院調整実数と平均在院日数

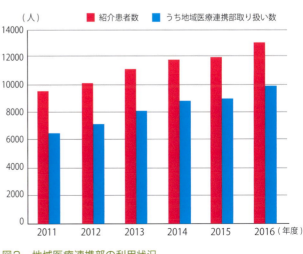

図2　地域医療連携部の利用状況

患者さんの治療を助ける栄養管理

栄養部 北山 富士子 副部長・管理栄養士長　　栄養部 片山 寛次 部長・教授

栄養管理の必要性

　当部には管理栄養士が9人おり、各病棟に担当管理栄養士を割り当てて、すべての入院患者さんに対し、栄養状態の判定、必要栄養量の算出、摂取栄養量の評価、InBodyを使った身体計測、食事形態の検討、栄養相談などの栄養管理を、医師、看護師、薬剤師などと相談しながら行っています。食物アレルギーや治療により食べられない食品のある患者さんには、直接話を伺って個別対応をしています。

　近年、がん治療中の患者さんが増加しています。がんの治療には大きく分けて、外科手術、化学療法、放射線治療があり、単独もしくは組み合わせによる治療が行われています。がんの種類、手術の方法、使う薬や放射線を当てる場所により、体への影響は異なってきますが、どの治療も体への負担があります。

　低栄養状態で手術を行うと、傷の治りが遅くなる、感染症を起こしやすくなるなど、術後の合併症を招きやすくなるので、手術前からの栄養管理が大切です。

　化学療法や放射線治療を行う前から栄養状態を良くしておかないと、治療開始後に副作用に伴う体へのダメージが大きくなり、治療が継続できなくなる危険もあります。

　治療をスムーズに行うためには、治療に負けない体づくりのための栄養管理が必要です。

　できるだけバランスよく食べていただきたいのですが、治療の関係で味覚異常になったり、1回量が十分に食べられなくなった患者さんには食事内容を変更し、食事だけでは必要な栄養量が補えない患者さんには、栄養補助となるゼリーや飲料の必要性や特徴を説明しながら、嗜好にあった種類をお勧めしています。

　また、食欲がわかない、口内炎が痛くて食べられない、つかえ感があって嚥下（取り込んだ水分や食べ物を咽頭と食道を経て胃へ送り込む〈飲み込む〉こと）がうまくできない、体重が増えないなど食事でお困りの患者さんには栄養相談が必要です。これは入院だけでなく、外来でも必要なことであり、医師や看護師、患者さんや家族からの依頼に応じて行っています。

安全安心な食事の提供を目指した病院食

　2014年9月に新棟が建ち、当部が新棟に移転するのをきっかけに、食事を加温後盛り付けして提供するクックサーブ方式から、加温後細菌繁殖の少ないチルド温で保管し、必要時に盛り付け・再加熱するニュークックチル方式に変更しました。

　再加熱には、国内初の取り組みとなった過熱蒸気式再加熱カートを用いています。短時間での加熱処理が可能で加熱面全体を均一に加熱できる利点があります。ただし、通常の食器では耐久性に乏しいため、越前漆器の特殊技術を生かした食器を採用しています。

　ニュークックチル方式の採用で、加温後2時間以内に食べてもらえるようになり、衛生面でも安全安心な食事を提供できるようになりました（写真）。

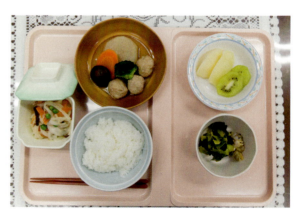

写真　病院食の一例

チームで栄養面から治療をサポート

栄養部 早瀬 美香 管理栄養士・栄養サポートチーム専従

栄養部 片山 寛次 部長・教授

栄養サポートチームとは

　栄養サポートチームは、英語でNutrition Support Teamといい、頭文字をとってNST（エヌエスティ）と呼ばれています。すべての病気において、栄養管理をおろそかにすると、

◆治療効果が十分に得られず、副作用や合併症のリスクが高まることがあります。

◆傷が治りにくくなったり、床ずれができやすくなったりします。

◆免疫力や体力が低下し、治療を続けることが困難になることがあります。

◆筋力が低下し、食べ物や飲み物がうまく飲み込めない「嚥下障害」となることがあります。

　そのため、栄養サポートチームでは、患者さんに適切な栄養管理を行い、栄養状態を改善したり、良好に保つことで、栄養面から治療をサポートし、早期回復・早期治癒、そして社会復帰を目指しています（写真）。

　当院では、2002年3月から消化器外科病棟で活動を開始し、同年7月から全診療科で活動しています。

　栄養に詳しい医師を中心に、看護師、薬剤師、管理栄養士、臨床検査技師、言語聴覚士など、所定の研修を受けた専門スタッフがチームを組み、週に1回、栄養管理に関する検討会を開催しています（図）。それぞれの知識や技術を持ち寄り、患者さんや家族の話もお聞きし、「この患者さんのためにはどうすればよいのか」、最も適した栄養のとりかたを話し合い、主治医に提案しています。栄養のとりかたには、口から食べる（経口栄養）以外にも、胃や腸に直接栄養を補給する方法（経腸栄養）や、点滴により栄養を補給する方法（静脈栄養）があります。栄養サポートチームでは、口から食べることができなかったり不十分だったりする場合、経腸栄養や静脈栄養も使いながら、病棟看護師や緩和ケアチーム、嚥下チームといった、ほかの医療チームと情報を共有し、総合的な栄養管理を行っています。

　なお、栄養状態の改善が十分でないまま転院される際は、「栄養管理連絡票」を作成し、転院先でも継続した栄養管理が受けられるよう配慮しています。

　そのほか、病院スタッフへの知識習得・技術向上を目的とした勉強会や講習会を開催し、病院スタッフの栄養管理に関するレベルアップを図ることもチームの大切な役割です。

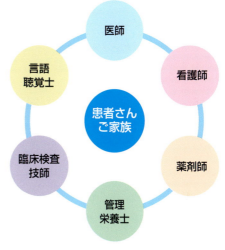

図　チームで行う栄養サポート

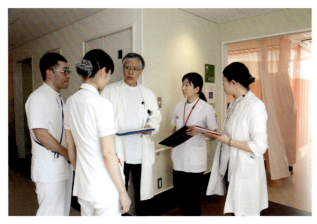

写真　NSTの病棟での活動の様子

がん患者さんのQOL（生活の質）を重視した多職種によるチーム医療の推進

がん診療推進センター　片山 寛次（かたやま かんじ）　センター長・教授

外来・病棟での緩和ケアチームの取り組み

　現代の緩和ケアは、2002年にWHOが「患者さんとご家族の持つ身体的・心理社会的・スピリチュアルな問題を早期に対応し、生活の質（Quality of Life）を改善する取り組み[1]」と定義しました。つまり、従来のイメージである終末期医療という位置づけではありません。

　当院の緩和ケアチームは、医師、看護師、薬剤師、栄養士、ソーシャルワーカーといった多くの職種で構成されています。がんによる苦痛は診断と同時に対処するべきです。また、治療を行っていく上でさまざまな身体的症状と社会的な状況の変化が生じ、治療を継続することが困難な状況もあります。病気と向き合っている患者さんは1人で抱え込むことが多く、精神的にも不安な状況の中で治療を受けていることがあります。

　身体症状、精神症状、社会的な問題などの悩みを緩和していくことは、治療継続に重要な要素でもあり、私たち緩和ケアチームは、各職種が連携し、診断時からの早期から、患者さんの支えとなる環境づくりを行っています。また、入院中のみならず、外来でも切れ目のない緩和ケアを提供できる環境づくりに努めています。緩和ケアチームがサポートすることで、多くの患者さんに悩みが少なく、希望の多いがん治療を提供し、病気があってもその人らしい生活を送れることを目標とし、日々活動を行っています。

（文責：医師 谷川明希子）

1) World Health Organization:WHO Definition of Palliative Care

通院治療センターでの最新の取り組み

　通院治療センターは、がん患者さんの化学療法を外来で専門的に行うことを目的に、2005年5月に開設しました。快適な治療環境を提供するため、2015年8月に外来化学療法室を12床から20床へ増床し中央診療棟2階へ移転しました。治療室は落ち着いた内装とプライベートを配慮した空間を用意し、液晶テレビ付きのベッドとリクライニング椅子の2種類のタイプが選べ、患者さんの希望や病状に合わせた治療環境を提供しています（写真1）。

　センターはがん薬物療法専門医が運営にあたり、がん専門薬剤師、認定看護師が専任し、治療の安全確保と予期せぬ緊急時にも速やかな対応が可能となっております。

　また治療ごとに「症状に関する質問票」を患者さんに記入していただき、化学療法ごとの症状のつらさを

	入院計	外来計	総合計
平成24年度	868	47	915
平成25年度	1,023	116	1,139
平成26年度	875	52	927
平成27年度	1,198	166	1,364
平成28年度	1,632	242	1,874

表　福井大学医学部附属病院 緩和ケアチーム介入件数

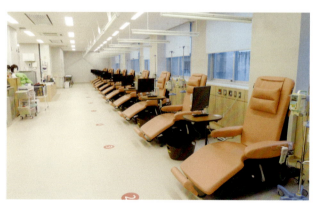

写真1　通院治療センターの治療室

数値化し、主治医とセンタースタッフが情報を共有するようにしています。言い出しにくい治療のつらさを「患者さん発」の情報をもとに客観的に評価することで、吐き気や痛みに対する支持療法を遅滞なく開始しており、双方向性の医療の提供に取り組んでいます。

（文責：医師 細野奈穂子）

リンパ浮腫ケア外来の活動

リンパ浮腫とは、「リンパ管の途絶・圧排によりリンパ流が停滞し、リンパ液が組織間に貯留してむくみを生じる状態」をいいます。

私たちは、日常生活の中で上肢や下肢を動かすことが不可欠です。仕事の内容によっては酷使していることも考えられます。リンパ浮腫には、潜伏期間があり、術後にリンパ浮腫に対する指導を受けていても初期症状を見逃し、症状が悪化してから困惑する患者さんも多いです。

リンパ浮腫の治療は、第1に早期発見・治療です。発症6〜8週以内の対処が必要であり、悪化を防ぐための一番の方法は、予防です。リンパ浮腫に対する知識を持って、日常生活でセルフケアに心掛けることが必要です。しかし、症状が悪化してしまったときには、専門的な治療が必要になります。

リンパ浮腫ガイドラインによると、乳がん術後リンパ浮腫の治療として弾性スリーブを使用することで、浮腫が軽減したという報告があります。リンパ浮腫に対する弾性着衣の有効性が示唆されています。また、ほかの治療法を加え複合的に介入することにより、さらに改善するとも示唆されています。

当院ではリンパ浮腫ケア外来を開設し（写真2）、早期発見のためのリンパ浮腫に対する情報提供とセルフケアへの支援を行い、浮腫が発症した患者さんに対し複合的理学療法を施行しています。リンパ浮腫ケア外来において、乳がんや子宮がん、前立腺がんなどの治療によって起こるリンパ浮腫に悩まされる患者さんのための治療環境をつくり、患者さんが安心して治療を受けられるように支援していきます。

（文責：乳がん看護認定看護師・リンパ浮腫セラピスト 浦井真友美）

参考文献：日本リンパ浮腫研究会編 リンパ浮腫診療ガイドライン 金原出版株式会社

がん相談支援センター

当院は、地域がん診療連携拠点病院で、「がん相談支援センター」を設置しております。「自分のがんについて知りたい」「どの治療を受けるか迷っている」「今後の生活が心配だが、誰に相談すればいいか分からない」「気持ちが落ち込んでつらい」「仕事が続けられるかどうか分からない」など、さまざまな相談に対応しています。

認定がん相談員、医療ソーシャルワーカー、医師、栄養士、薬剤師が連携して相談を受けています。

（文責：認定がん専門相談看護師 栄原希恵）

治療を受けながら仕事を続けたい！を応援します

現在、日本人の2人に1人は「がん」になるといわれ、また働く世代である25歳から59歳でがんになる方も年々増加しています。こうした中、医療の進歩により、治療によって治るがんは多くなってきており、多くのがん患者さんが治療しながら働き続けることができる時代になってきています。

第2期がん対策推進基本計画に「がん患者や家族の就労支援」が盛り込まれ、全国の医療機関でもさまざまな取り組みが始まっています。当院でも、ハローワークの相談員担当の方との連携で「お仕事に関する相談会（毎月第4木曜 13：30〜15：00）」と、産業保険センター社会保険労務士との連携で「両立支援（毎月第1金曜 14：00〜17：00、『サロンやわらぎ』にて開催）」を行っています。医療ソーシャルワーカー、がん相談員が対応していますので、がん相談窓口で相談してください。

（文責：認定がん専門相談看護師 栄原希恵）

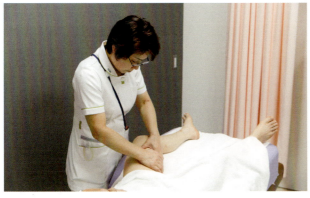

写真2　リンパ浮腫ケア外来の活動

安全な医療・感染対策に欠かせない総合滅菌管理システムについて

滅菌管理部　**佐藤 一史**　部長・准教授

滅菌管理部（中央材料部の業務）

　滅菌管理部は、病院内（手術部・病棟・外来）で使用する医療用再生使用器材（通称鋼製器具、多くはステンレス製）の洗浄・セット組み・滅菌を主な業務としています（写真1）。病院内には約4万点（うち2万点が手術部）の多種多様の器材があります（写真2）。これらの取り扱いや処理には専門的な知識が要求され、器材の特性に応じた洗浄・滅菌法の選択と各工程での検証作業が必要です。医療現場に質の高い器材の提供をすべく、専門の職員が1日約3000点の処理を行っています。

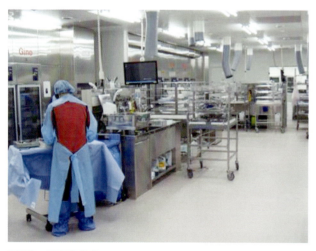

写真1　当部洗浄室

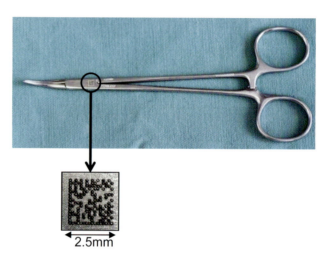

写真2　医療用再生使用器材の一例（ペアン）。刻印された2次元コード（円内）とその拡大画像

総合滅菌管理システム

1．概要

　器材は100回以上再生使用されますが、いつ、どこで、誰に使用されたかを1点ごとに使用履歴（トレサービリティ）として残すことは不可能でした。これを実現したのが、2014年の新築移転を機に当院に導入された「総合滅菌管理システム」で、全国でも例のないものです。システム導入後は全国各地より医療関係者が見学のために来院しています。

2．手術器材の個体識別法とシステム運用

　まず、医療用再生使用器材すべてに個体識別のための微小な（2.5mm角）2次元コード（写真2）をレーザー刻印しました。つまり、器材1本1本にマイナンバーを付与したわけです。2次元コードは、作業工程で専用のリーダー（写真3）で読み取られ使用履歴管理が行われます。これらの器材は各手術で使用しやすくするために、さらに数本〜数十本単位でセット組みされてコンテナに収納されます（写真4）。各々のコンテナにはバーコードを貼付して個別管理を行います（写真4）。これにより器材の使用履歴のみならず、同時に洗浄や滅菌の使用履歴管理もできる理想的な総合滅菌管理システムが構築されました。

　コンテナ類を数百個収納可能な自動回転棚（立体駐車場と同様の構造、写真5）は、出入庫作業がバーコード読み取り機能を有するスマートフォン型携帯情報端末から簡単に行うことができるのが特徴で（写真6）、

パート2　安心と信頼の病院をめざして

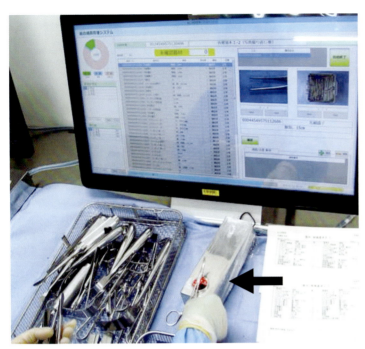

写真3　リーダー（矢印）で2次元コードを読み取ることにより使用履歴が記録される

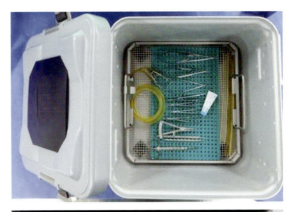

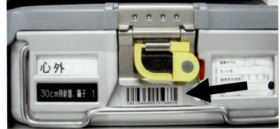

写真4　器材をセット組みして収納するコンテナ（上）と、側面に貼付されたバーコード（矢印）

時間の短縮や省スペース化にも寄与しています。しかも作業は手術や器材に関する専門的知識がなくても迅速かつ正確に行えます。

システムの有用性

システムの有用性として、器材のトレーサビリティ確保による医療安全の質向上があります。具体的には、カウントミスがないことによる器材の体内遺残防止、正確なセット組み、紛失防止などが挙げられます。感染対策としては、例えばクロイツフェルト・ヤコブ病（プリオン病、狂牛病）のように、その時点で未知の感染症が後日明らかになった場合も、器材の使用履歴が直ぐに分かるため、感染確率の高い対象患者に使用された器材が特定され、感染の拡大防止が可能となります。

術式別の器材のセット組みは、これまで手術や器材に関する専門知識を持ったベテラン看護師が行っていましたが、本システム導入により作業に専門知識が不要となりました。現在ではこの業務は他職種へシフトされ、看護師が他の看護業務に専念できるという業務改善にもつながっています。

このように、本システムは医療安全、感染対策、さらに作業の効率化や職員の業務負担軽減にもつながっています。

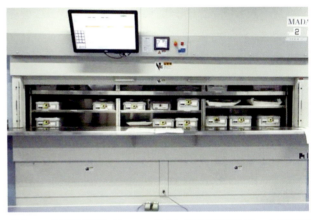

写真5　自動回転棚には、コンテナなどの手術器材セットが数百個収納されている

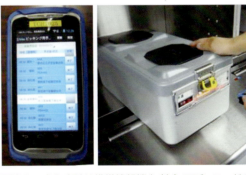

写真6　出入庫時は携帯情報端末（左）でバーコードの読み取りを行う（右）

最後に、本システムが福井県内の複数の企業と連携して開発され、改良を重ねて完成したものであることを付記いたします。

最新の統合型PET／MRI装置による生体分子イメージング

高エネルギー医学研究センター　辻川 哲也　准教授　　高エネルギー医学研究センター　岡沢 秀彦　センター長・教授

統合型PET／MRI装置とは

2015年9月に、GE社製としては国内第1号機の統合型PET／MRI装置「SIGNA PET／MR」（写真1）を当センターに導入しました。PETとは、陽電子（ポジトロン）放出核種で標識した各種薬剤を投与し画像化するもので、生体内の代謝・血流・タンパク発現・DNA合成・低酸素など、さまざまな機能を評価できます。一方、MRIとは強い磁場の中でラジオ波を照射し生体を構成する水の水素原子を画像化するもので、全身の詳細な形態情報のほか、近年では血流・代謝物などの情報も評価できます。統合型PET／MRI装置では、これらPETとMRIを同時にかつ位置ずれなく得ることができることから、今後さまざまな分野での臨床応用が期待されています。

福井大学のPET薬剤ライブラリ

当センターでは20年以上前から各種PET薬剤を用いた臨床PET研究を行ってきました。現在使用しているPET薬剤のリストを「表」に示します。保険適用のある ^{18}F-FDG をはじめとするさまざまなPET薬剤が使用可能で、かつ最新の統合型PET/MRI装置を有する施設は世界的にみても数少ないと思われます。

^{18}F-FDG	ブドウ糖代謝
^{18}F-FES	エストロゲン受容体
^{18}F-FLT	DNA合成
^{64}Cu-ATSM	低酸素、酸化ストレス
^{18}F-NaF	骨代謝、血管内プラーク
^{11}C-Acetate	酢酸代謝、心臓酸素代謝
^{11}C-PIB	アミロイドβ蛋白
^{15}O-H$_2$O	脳血流量
^{11}C-PK11195	末梢性ベンゾジアゼピン受容体

表　当センターのPET薬剤ライブラリ

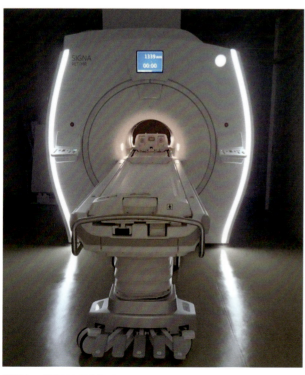

写真1　SIGNA PET／MR

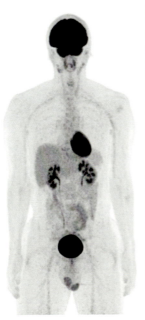
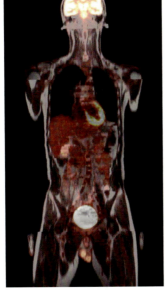

写真2　¹⁸F-FDG PET／MRI

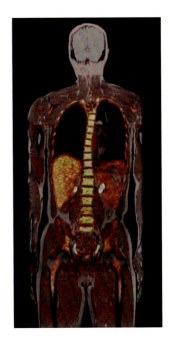

写真3　¹⁸F-FLT PET／MRI

PET／MRI 画像の実例

¹⁸F-FDG（写真2）：¹⁸F-FDG はブドウ糖代謝を見る PET 薬剤で、がん・認知症・心疾患などに広く用いられています。¹⁸F-FDG を用いた PET／MRI 検査は、すでに保険で認められており、2017年3月現在の保険適用は以下のとおりです。

悪性腫瘍の病期診断および転移・再発の診断（脳、頭頸部、縦隔、胸膜、乳腺、直腸、泌尿器、卵巣、子宮、骨軟部組織、造血器、悪性黒色腫）。

当センターでは、各臨床科と共同で保険適用以外の疾患に対しても積極的に ¹⁸F-FDG PET／MRI 検査を行っています。

¹⁸F-FLT（写真3）：¹⁸F-FLT は DNA 合成能を見る PET 薬剤で、がんの増殖や骨髄の造血を評価します。¹⁸F-FLT を用いた PET／MRI 検査は、現在、呼吸器内科や血液内科と共同で肺がんや骨髄不全症候群に対して行っています。

¹¹C-PIB と脳 MRI（写真4）：¹¹C-PIB は認知症の中で最多を占めるアルツハイマー病の原因物質であるアミロイドβ蛋白を画像化する PET 薬剤です。PET でアミロイドβの沈着を評価する一方、同時に撮影す

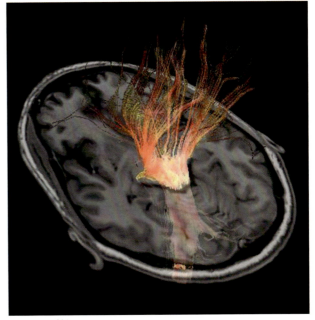

写真4　拡散テンソル画像

る脳 MRI では形態・脳血流・神経線維走行（写真4）などを含む各種の脳画像が得られます。

臨床遺伝専門医による遺伝カウンセリング

遺伝診療部 畑 郁江(はた いくえ) 部長・准教授

遺伝子と病気

私たちの体は、さまざまな役割をするたんぱく質などの成分によって作られています。その設計図の役割をしているのが「遺伝子」であり、細胞の核に存在しています。私たちは遺伝子を両方の親からもらうことによって、顔や体型の特徴、体質などを受け継ぎます。誰しも、遺伝子の一部に何らかの変化を持っているものですが、ときにそれが病気の原因となることがあります。

先天奇形、神経筋疾患、先天性代謝異常症など、生まれたときや子どもの頃から症状がみられる病気が多いですが、成人後に症状が現れる場合もあります。それらの病気では、遺伝子検査によって確実な診断が可能です。また、最近の研究により、生活習慣病やがんなどの発症にも、遺伝子のかかわりが明らかとなっており、それぞれの患者さんに適した治療の選択や病気の発症予防のためにも、遺伝子検査は欠かせないものとなりつつあります。

遺伝カウンセリング

遺伝に関して、次のような悩みや心配事を持っている方も少なくないものと思います。

- 自分や家族の病気が、子どもに遺伝しないか。
- 子どもが生まれつきの病気を持っているが、診断が分からない。
- 家族にがんを発症した人が多いが、自分もがんにかかりやすいのか。
- 主治医から遺伝子検査を勧められたが、受けるべきか迷っている。
- 遺伝子検査を受けたが、検査結果の意味がよく分からない。

これらは、個人のプライバシーにかかわることであるため、悩みを1人で抱え込んでしまいがちです。また、インターネットなどには情報があふれていますが、不正確で信頼性の低いものが多いのも現状です。

そこで当院の遺伝診療部では、遺伝にかかわる悩みや心配事を持った方に対し、「遺伝カウンセリング」を行っています。臨床遺伝の専門医が、相談内容に合わせて正確な情報を提供し、相談者の問題解決の手助けをします。

当院では、臨床遺伝専門医が各診療科の専門医と連携することによって、あらゆる病気についてのカウンセリングが可能です。他院で診療を受けている患者さんや、一般の方からの相談にも対応しています。遺伝カウンセリングは完全予約制で、約1時間とゆっくり時間をかけて、プライバシーに十分配慮して行います。希望する方は、主治医の先生に相談するか、当院の地域医療連携部に電話でお問い合わせください。

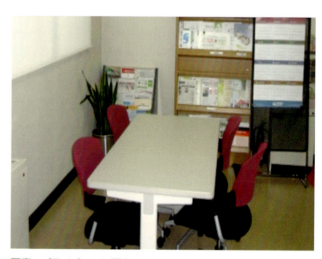

写真 プライバシーに配慮したカウンセリング室

病院案内　診察の受付からお支払いまでの流れ

本院の診療科は以下の4つのブロックに分かれています。
- Aブロック（外科、総合診療部、神経科精神科、子どものこころ診療部）
  ※神経科精神科、子どものこころ診療部は、H29.10頃からFブロックになります。
- Bブロック（内科、脳脊髄神経外科、整形外科、皮膚科、形成外科、麻酔科蘇生科）
- Fブロック（小児科、歯科口腔外科）
- Gブロック（泌尿器科、産科婦人科、眼科、耳鼻咽喉科・頭頸部外科）

各ブロックでは、保険証の確認、料金計算を行っています。

> 紹介状をお持ちでない場合は、選定療養費5,400円をご負担いただきます。

紹介状をお持ちの方

1. 総合受付2番カウンターへ健康保険証・その他医療受給券・紹介状等をお出しください。
2. 各ブロック又は各診療科の到着確認機で受付をしてください。
   ※診察予約時間の1時間前から受付できます。

予約のある方

1. 再診受付機で受付をしてください。帳票ケースに受付票を入れ、各ブロックへお進みください。

   各ブロック受付に保険証をお出しください。（当月初めて受診の方）

2. 各ブロック又は各診療科の到着確認機で受付をしてください。
   ※診察予約時間の1時間前から受付できます。

予約のない方
※予約のある方が優先となるため、待ち時間が長くなります。

1. 総合受付3番カウンターで受付をしてください。
2. 各診療科の受付に帳票ケースをお出しください。
   ※Bブロックはクラークカウンターへ帳票ケースをお出しください。

---

3. 外待合の案内表示モニターに受付番号が表示されたら、中待合の診察室前でお待ちください。

   案内表示モニターに受付番号が表示されたら、診察室にお入りください。

4. 診察が終わりましたら、各ブロック受付に帳票ケースをお出しください。料金の計算をしますので、外来ホールへお進みください。

5. 支払い案内モニターに受付番号が表示されましたら、自動支払機でお支払いください。
   ※自動支払機では、クレジットカード、キャッシュカード（デビッドカード）もご利用できます。

病院案内 臓器・疾患機能別病棟センター

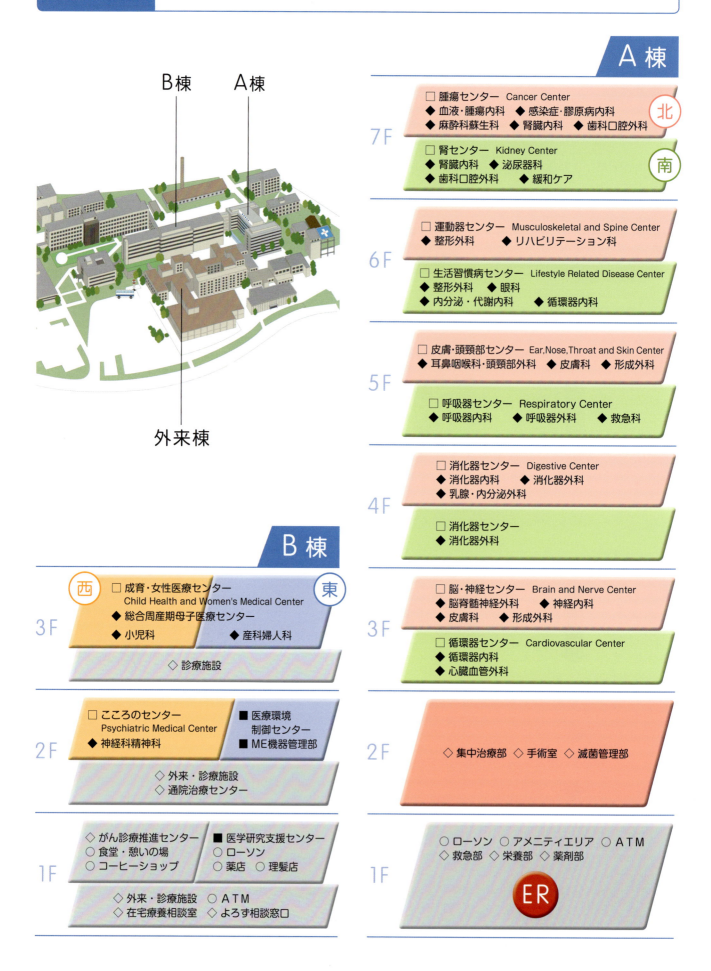

| 病院案内 | 交通のご案内 |

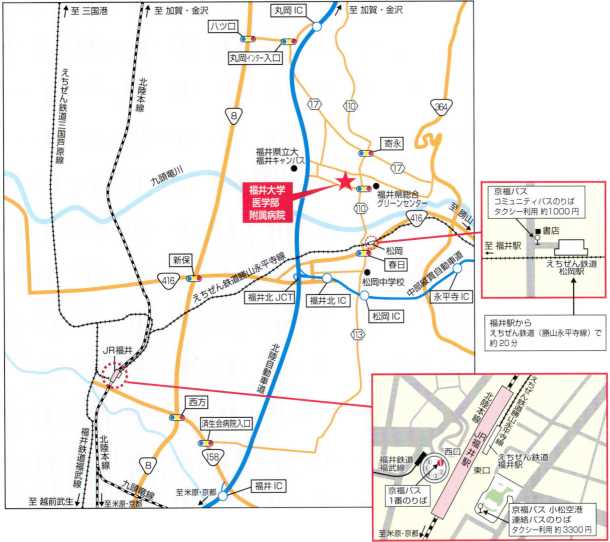

交通のご案内

京福バス
JR福井駅西口（1番のりば）発
福井大学病院行 約45分

- ●27系統（平日のみ）
  大学病院新田塚線（JR森田駅経由）
- ●33系統
  大学病院線（羽崎経由）
- ●34系統
  大学病院線（北野上町経由）
- ●35系統
  大学病院中藤線（中藤ふれあい公園前経由）
- ●37系統（平日のみ）
  大学病院線（松岡駅経由）

タクシー
福井駅から利用の場合　約25分
（料金、約3,300円）
松岡駅から利用の場合　約5分
（料金、約1,000円）

自動車
福井北インターチェンジから　約10分
丸岡インターチェンジから　　約10分

電車
えちぜん鉄道（勝山永平寺線）松岡駅下車（福井駅から約20分）

- ●京福バス乗り換え、福井大学病院行 約5分
- ●松岡地区　コミュニティバス乗り換え、
  福井大学病院行 約5分

《東京・大阪・名古屋から》

✈ 飛行機
東京から小松空港へ　約1時間
小松空港からJR福井駅へ　高速バスで約1時間

JR北陸本線
東京からJR福井駅まで　　約3時間半
名古屋からJR福井駅まで　約2時間
大阪からJR福井駅まで　　約2時間

※JR福井駅からはバスもしくは電車にて移動してください。

索引

症状、検査・診断方法、疾患名、治療方法やケアなどにかかわる語句を掲載しています。
（読者の皆さんに役立つと思われる箇所に限定しています）

あ

- 愛着障害 ……………………………… 130
- 悪性黒色腫 …………………………… 68
- 悪性骨腫瘍 …………………………… 72
- 悪性軟部腫瘍 ………………………… 73
- 悪性リンパ腫 ………………………… 12
- 圧迫骨折 ……………………………… 75
- アナフィラキシー …………………… 88
- アフェレシス ………………………… 123
- アルツハイマー病 …………………… 18
- アルドステロン ……………………… 26
- アルドステロン症 …………………… 26

い

- 胃がん ………………………………… 46
- 一次再建 ……………………………… 58
- 遺伝 …………………………………… 152
- 遺伝カウンセリング ………… 20, 152
- 遺伝子 ………………………………… 152
- 遺伝性乳がん・卵巣がん …………… 56
- イブリツモマブ ……………………… 12
- 医療安全 ……………………………… 149
- 医療安全管理 ………………………… 140
- 医療安全管理委員会 ………………… 140
- 医療監視 ……………………………… 141
- 医療事故 ……………………………… 140
- 医療情報伝送システム ……………… 114
- インスリン …………………………… 29
- インターネット回線 ………………… 121
- インプラント ………………………… 59

う

- うつ病 ………………………………… 99
- 腕の麻痺 ……………………………… 22

え

- 栄養管理 ……………………… 144, 145
- 栄養サポートチーム ………………… 145
- 腋窩リンパ節の手術 ………………… 55
- エキシマライト ……………………… 67
- エキスパンダー ……………………… 59
- エコー〈超音波診断装置〉 ………… 52
- エリスロポエチン …………………… 60
- 遠位弓部大動脈瘤 …………………… 42

お

- 黄疸 …………………………………… 52
- オープンステントグラフト法 ……… 43
- オキシトシン ………………………… 129
- オフポンプバイパス術 ……………… 45
- オンラインHDF／IHDF …………… 122

か

- 外来化学療法 ………………………… 146
- 顔の麻痺 ……………………………… 22
- 化学療法 ……………………………… 56
- 過活動膀胱 …………………………… 64
- かかりつけ …………………………… 116
- かかりつけ医 ………………………… 142
- 顎関節症 ……………………………… 86
- 拡散強調画像 ………………………… 104
- 覚醒下手術 …………………………… 113
- 下肢静脈瘤手術（レーザー治療） … 45
- 下肢閉塞性動脈硬化症 ……………… 44
- 下垂体腺腫 …………………………… 23
- 画像誘導放射線治療（IGRT） ……… 107
- 肩こり ………………………………… 70
- 滑膜 …………………………………… 14
- カテーテル …………………………… 22
- カテーテルアブレーション ………… 40
- カテーテル治療 ……………………… 114
- カプセル内視鏡 ……………………… 51
- 過眠症 ………………………………… 96
- がん …………………………… 108, 146
- 眼圧 …………………………………… 78
- 肝がん（肝細胞がん） ……………… 52
- 眼球運動による脱感作と再処理法
  （EMDR） …………………………… 130
- 眼瞼下垂症 …………………………… 70
- 看護総合力育成プログラム ………… 134
- 間質性肺炎 …………………………… 32
- 関節の腫れと痛み …………………… 14
- 乾癬 …………………………………… 67
- 感染対策 ……………………………… 149
- がん相談支援センター ……………… 147
- 冠動脈 ………………………………… 38
- 冠動脈形成術 ………………………… 38
- 冠動脈バイパス術 …………………… 45
- 漢方薬の副作用による高血圧 ……… 26
- がん薬物療法専門医 ………………… 10
- 緩和ケア ……………………………… 146

き

- 気管支サーモプラスティ …………… 30
- 気管支ぜんそく ……………………… 30
- 気胸 …………………………………… 36
- 喫煙 …………………………………… 117
- 基底細胞がん ………………………… 69
- 臼蓋形成不全 ………………………… 74
- 急性骨髄性白血病 …………………… 10
- 急性心筋梗塞 ………………………… 114
- 急性腎障害 …………………………… 60
- 急性リンパ性白血病 ………………… 10
- 吸入治療 ……………………………… 30
- 弓部大動脈瘤 ………………………… 42
- 胸腔鏡下手術 ………………………… 34
- 胸腔内温熱灌流化学療法 …………… 36
- 強度変調放射線治療（IMRT） …… 106
- 局所陰圧閉鎖療法 …………………… 71
- 局所麻酔 ……………………………… 100
- 巨人症 ………………………………… 23
- 禁煙外来 ……………………………… 117

く

- くも膜下出血 ………………… 24, 118
- クリニカルリサーチコーディネーター ‥ 139
- クロザピン …………………………… 98

け

- 経口免疫療法 ………………………… 88
- 形成手術 ……………………………… 45
- 経蝶形骨洞的腫瘍摘出術 …………… 23
- 頸椎椎弓形成術 ……………………… 75
- 経皮的椎体形成術 …………………… 75
- 血圧ホルモン ………………………… 26
- 血液型ABO不適合移植 …………… 123
- 血液浄化療法 ………………………… 119
- 血液透析 ……………………………… 122
- 血管炎 ………………………………… 66
- 血管性認知症 ………………………… 18
- 血管内治療 …………………………… 44
- 月経停止 ……………………………… 23
- 血栓除去療法 ………………………… 22
- ケロイド ……………………………… 71
- 献腎（死体腎）移植 ………………… 123
- 顕微鏡的多発血管炎（ANCA関連血管炎） ‥ 61

こ

- 抗うつ薬 ……………………………… 102
- 高カロリー輸液 ……………………… 133
- 抗がん剤 ……………………………… 133
- 抗腫瘍薬（抗がん剤） ……………… 80
- 甲状腺 ………………………………… 83
- 甲状腺腫瘍 …………………………… 83
- 鋼製器具 ……………………………… 148
- 抗精神病薬 …………………………… 98

抗線維化薬	32
光線療法	103
広背筋皮弁法	59
広汎子宮頸部摘出術	93
肛門温存手術	51
抗リウマチ薬（DMARD）	15
呼吸のリハビリテーション	30
骨髄異形成症候群	11, 13
骨造成	85
骨・軟部腫瘍	72
骨肉腫	72
骨ミネラル代謝異常	122
言葉の障害	22
コレステロール	27
混合性結合組織病	66
コンサルテーション	120
コンピュータシミュレーション	84

さ

再建	81
サイトカイン	17
サイマトロンR	99
坐骨神経痛	102
三叉神経痛	102

し

シェーグレン症候群	66
歯科インプラント	84
ジカウイルス感染症（ジカ熱）	16
自家骨移植	85
自家組織	58
子宮頸がん	92
子宮脱	65
子宮底部横切開法	126
シクロスポリン	67
脂質異常症（高脂血症）	27
視障害	23
視神経	78
次世代シーケンサー	13
質量分析計	111
紫斑病性腎炎（IgA血管炎）	61
自閉スペクトラム症	128
シミュレーショントレーニング	135
視野	78
シャントトラブル	123
縦隔リンパ節転移	35
周期性四肢運動障害	96
周術期外来	101
重症心不全	39
重症熱性血小板減少症候群（SFTS）	16
十二指腸がん	46
手術支援ロボット手術	113
手術療法	14

術前外来	101
術前検査センター	132
術中蛍光診断	113
術中CT	112
紹介元医療機関	142
上顎洞底挙上術	85
症状に関する質問票	146
常染色体優性多発性嚢胞腎	61
小頭症	17
小児アレルギーエデュケーター（PAE）	89
小児がん	91
使用履歴管理	148
除菌治療	46
食道がん	46
食物アレルギー	88
食物経口負荷試験	88
除細動機能	39
視力回復	76
視力低下	76
耳漏	82
腎移植	123
腎温存手術	63
腎がん	63
新規治療法	108
心筋梗塞	38
神経症	28
神経障害性疼痛	102
神経ブロック療法	102
神経変調療法	64
神経モニタリング	113
人工股関節置換術	74
人工呼吸療法	119
人工骨補填材	85
人工歯根	84
人工真皮	69
心室期外収縮	41
心室細動	39
心室頻拍	39, 41
真珠腫性中耳炎	82
腎症	28
腎生検	61
新生児仮死	125
新生児呼吸窮迫症候群	124
新生児遷延性肺高血圧	125
新生児マススクリーニング	90
腎臓移植	122
親族優先提供	123
腎代替療法	122
身長異常	23
心電図	114
腎動脈狭窄症	26
心房細動	40

す

膵がん	48
膵島移植	108
膵頭十二指腸切除	48
睡眠時無呼吸症候群	96
頭痛	70
ステロイドパルス療法	61
ステントグラフト内挿術	42, 45
ストレイン法	111
3Dシミュレーション	53

せ

生物学的製剤	15, 67
脊椎外傷	75
切除不能膵がん	49
穿孔性中耳炎	82
先行的腎移植	123
仙骨神経刺激療法	64
先進医療	76, 139
全身管理	101
全身性強皮症	66
全身性ループスエリテマトーデス	66
全身麻酔	100
前置胎盤	126
前置癒着胎盤	126
先天性眼瞼下垂症	70
先天性股関節脱臼	74
先天性代謝異常症	90
前頭側頭葉型認知症	18
専門薬剤師	133
前立腺がん	62, 106

そ

造血幹細胞移植	91
総合滅菌管理システム	148
総合診療	116
巣状糸球体硬化症	61
創傷治癒	71
相談相手	117
総胆管結石	48
僧帽弁閉鎖不全症	45
ソーシャルスキル・トレーニング（SST）	129, 130
ソケットリフト	85
咀嚼	84
蘇生後脳症	118

た

ダーモスコピー	68
退院後訪問指導	136
体外受精	94
帯状疱疹後神経痛	102
大腿骨頭回転骨切り術	74
大腸がん	50, 110

157

た

- 大腸がん腹膜播種 … 51
- ダヴィンチ … 62, 113
- 多焦点眼内レンズ … 76
- 脱抑制型対人交流障害 … 130
- 多動性・衝動性 … 131
- ダニ媒介感染症 … 16
- タバコ … 117
- 多発性骨髄腫 … 12
- 胆管がん … 48
- 胆石胆嚢炎 … 48
- タンデムマス法 … 90
- 胆嚢がん … 48

ち

- 地域医療コーディネーター … 143
- 地域医療連携部 … 142
- 治験 … 11, 138
- 中性脂肪 … 27
- 超音波（エコー）検査 … 111
- 超音波内視鏡下吸引穿刺法（EUS-FNA） … 48
- 直腸括約筋間切除術（ISR） … 51
- 治療抵抗性統合失調症 … 98

つ

- 通院治療センター … 146

て

- 低出生体重児 … 124
- 低侵襲手術 … 62
- 低体温療法 … 118
- テレパソロジー (Telepathology：遠隔病理診断) … 120
- 転移性骨腫瘍 … 72
- 電気水圧衝撃波 … 48
- 電話回線 (Integrated services digital network 回線：ISDN回線＝統合型デジタル通信網) … 120

と

- 頭頸部がん … 80
- 頭頸部腫瘍 … 107
- 統合失調症 … 98
- 透析腎がん … 122
- 糖尿病 … 23, 28, 108
- 糖尿病性腎症 … 61
- 頭部外傷 … 118
- 動脈硬化 … 27
- 東洋医学 … 103
- ドーパミン … 21
- 特発性大腿骨頭壊死症 … 74
- 特発性肺線維症 … 32
- トラウマに特化した認知行動療法（TF-CBT） … 130
- トラベクレクトミー … 79
- トリグリセリド … 27
- トレーサビリティ … 149

な

- 内視鏡 … 82
- 内視鏡手術 … 113
- 内視鏡的粘膜下層剥離術（ESD） … 46, 50
- 内視鏡的粘膜切除術（EMR） … 50
- 7番目の染色体 … 13
- ナビゲーション手術 … 113
- ナルコレプシー … 96
- ナローバンドUVB … 67
- 難聴 … 82
- 軟部肉腫 … 73

に

- 二次再建 … 58
- ニボルマブ … 12
- 日本小児がん研究グループ … 91
- 日本臓器移植ネットワーク … 123
- 乳がん5年生存率 … 54
- 乳がんの治療 … 54
- ニュークックチル方式 … 144
- 乳房外Paget病 … 69
- 乳房再建 … 58
- 乳房の手術 … 54
- 尿失禁 … 65
- 妊娠 … 93
- 認知症 … 18
- ニンテダニブ … 32

ね

- ネフローゼ … 61

の

- 脳梗塞 … 22, 25
- 脳出血 … 118
- 脳深部刺激療法 … 20
- 脳低温療法 … 118
- 脳内出血 … 24

は

- パーキンソン病 … 20
- バーチャルスライド（Virtual slide：VS） … 120
- 肺がん … 33
- 肺気腫 … 30
- 敗血症 … 119
- 敗血症性ショック … 119
- バイパス術 … 25
- ハイブリッド手術室 … 112
- ハイブリッド治療 … 42
- ハイブリッド療法 … 123
- ハイリスク妊娠 … 94
- 白内障 … 76
- 白血病 … 10, 13
- バルーン内視鏡 … 51

- パルス波治療器 … 99
- バルベルト緑内障インプラント … 79
- 瘢痕 … 71
- 反応性アタッチメント障害 … 130

ひ

- 光ファイバー … 120
- 肥厚性瘢痕 … 71
- 微小変化型 … 61
- 額の横しわ … 70
- ビタミンD … 60
- 非定型抗精神病薬 … 98
- ヒトパピローマウイルス（HPV） … 92
- 皮膚筋炎 … 66
- ヒヤリ・ハット … 140
- 病棟担当薬剤師 … 132
- 病棟と外来の一元化 … 137
- ピルフェニドン … 32
- ピンポイント照射（定位的放射線治療） … 107

ふ

- 5-FU … 110
- ファブリー病 … 61
- 不育症 … 94
- 腹腔鏡下胆嚢摘出術 … 48
- 腹腔鏡下膣仙骨固定術（ＬＳＣ） … 65
- 腹腔鏡手術 … 51
- 腹腔内温熱化学療法（HIPEC） … 51
- 腹水 … 52
- 腹直筋皮弁法 … 58
- 腹膜透析 … 122
- 不顕性感染 … 17
- 不整脈 … 40
- 不整脈（メイズ）手術 … 45
- 不注意 … 131
- 不適切な養育（虐待や育児放棄） … 130
- 不妊 … 23
- 不妊症 … 94
- 不眠症 … 96
- 分子標的治療薬 … 81

へ

- ペアレント・トレーニング … 129
- ベーチェット病 … 66
- ヘリコバクター・ピロリ菌（ピロリ菌） … 46
- 変形性股関節症 … 74
- 弁形成術 … 45
- 扁桃腺摘出療法 … 61

ほ

- 膀胱脱 … 65
- 放射線治療 … 80, 106
- 保険での歯科インプラント治療 … 85

保存期腎不全患者	123
ボツリヌス毒素	64
ポリソムノグラフィー	97
ボルテゾミブ	12
ホルモン	23
ホルモン療法	56

ま
膜性腎症	61
麻酔	100
慢性骨髄性白血病	10
慢性腎臓病	60
慢性閉塞性肺疾患（COPD）	30
慢性リンパ性白血病	10

み
| 耳鳴 | 82 |

む
| 無菌調製 | 133 |
| 無けいれん性通電療法 | 99 |

め
眼鏡	76
免疫チェックポイント阻害薬	69
免疫療法	33, 73

も
| 網膜症 | 28 |
| もやもや病 | 24 |

や
夜間無呼吸	23
薬剤感受性検査	111
薬物血中濃度	133
薬物療法	14

ゆ
有棘細胞がん	69
遊離空腸移植	81
遊離組織移植	81

よ
| 腰椎すべり症 | 75 |
| 腰痛症 | 102 |

ら
| ラジオ波焼灼療法（RFA） | 52 |

り
リウマチ性疾患	14
リケッチア	16
リスクマネージャー	140
リツキシマブ	12, 61
リハビリテーション	14
流産	94
両室ペーシング	39
良性骨腫瘍	72
良性軟部腫瘍	73
緑内障	78
臨床遺伝専門医	152
臨床研究	138
臨床試験	138
リンパ浮腫	147
倫理審査委員会	139

れ
冷凍凝固アブレーション	41
レチノイド	67
レナリドミド	12
レニン	26, 60
レビー小体型認知症	18
レボドパ	20
レム睡眠行動障害	96

ろ
老視	77
ローテーション	135
ロボット手術	62

A
AD/HD	131
ALK	33
APD	122

C
CAD/CAM (Computer-aided Design and Computer-aided Manufacturing)	84
CAPD	122
CART療法（腹水濾過濃縮再静注法）	123
CRC	139
CT	104
C型肝炎ウイルス	52

D
| DATスキャン | 20 |
| DBS | 21 |

E
| EGFR遺伝子 | 33 |
| ePTFE | 44 |

F
| FDG | 104, 150 |
| FOLFOX6療法 | 110 |

G
| GBR (Guided Bone Regeneration) 法 | 85 |
| GCU（新生児回復室） | 124 |

H
| HLA抗体陽性腎移植 | 123 |

I
IgA腎症	61
IHDF	122
IVR	105

J
| JAK阻害剤 | 15 |

L
| LDL | 27 |

M
MFICU（母体胎児集中治療室）	124
MIBG心筋シンチグラフィー	20
MRA	104
MRI	104, 150

N
| NICU（新生児集中治療室） | 124 |
| NST | 145 |

P
PD-1	33
PD-L1	33
PET	104, 150
PET／MRI	24
PNS	134

S
| Stanford B型大動脈解離 | 43 |

T
| tPA治療 | 22 |
| TVM手術 | 65 |

V
| VANS | 83 |

X
| XLIF/OLIF | 75 |

福井大学医学部附属病院

〒910-1193　福井県吉田郡永平寺町松岡下合月２３−３
TEL 0776−61−3111（代表）
http://www.hosp.u-fukui.ac.jp/

- ■装幀／スタジオギブ
- ■本文ＤＴＰ／岡本祥敬（アルバデザイン）
- ■撮影／前田龍央（AURACROSS）
- ■図版／岡本善弘（アルフォンス）
- ■カバーイラスト／河合美波
- ■本文イラスト／久保咲央里（デザインオフィス仔ざる貯金）
- ■編集協力／河合利一郎
- ■編集／西元俊典　橋口 環　二井あゆみ　岩口 由　藤井由美

福井大学病院の得意な治療がわかる本
―― 最高・最新の医療を安心と信頼の下で

2017年7月31日　初版第1刷発行

編　著／福井大学医学部附属病院
発行者／出塚 太郎
発行所／株式会社 バリューメディカル
　　　　東京都港区芝4-3-5 ファースト岡田ビル5階
　　　　〒108-0014
　　　　TEL　03-5441-7450
　　　　FAX　03-5441-7717
発売元／有限会社 南々社
　　　　広島市東区山根町27-2　〒732-0048
　　　　TEL　082-261-8243

印刷製本所／大日本印刷株式会社
＊定価はカバーに表示してあります。

落丁・乱丁本は送料小社負担でお取り替えいたします。
バリューメディカル宛にお送りください。
本書の無断複写・複製・転載を禁じます。

©University of Fukui Hospital, 2017, Printed in Japan
ISBN978-4-86489-064-9